130 RECETTES VENTRE PLAT

Christophe Gouesmel
Claire Pinson

130 recettes ventre plat

Marabout

Sommaire

Remerciements

Les auteurs adressent leur profonde gratitude à la société NUTRILOG qui nous a permis d'utiliser son logiciel de calcul de valeurs nutritionnelles. Toutes les recettes de cet ouvrage sont accompagnées d'informations nutritionnelles essentielles : énergie, protides, lipides, glucides. L'ensemble de ces renseignements est destiné à orienter vos choix vers un meilleur équilibre alimentaire.

Retrouvez NUTRILOG sur son site Internet à l'adresse suivante : http ://www.nutrilog.com.

Avertissement

Une prise de poids peut être due à une pathologie sous-jacente. Avant de se lancer dans un régime à visée amaigrissante, il est indispensable de demander l'avis d'un médecin.

Introduction

Le ventre au centre des préoccupations nutritionnelles

Quand *bide* et *bedon* côtoient *bedaine* et *brioche* !

Du petit au grand écran, en passant par la presse ou les radios, les médias véhiculent l'image d'un corps aux formes supposées idéales : allures sportives, traits fins, formes longilignes... et ventre plat. Fabriquée au cours des dernières décennies et désormais cultivée sur toute la planète, cette image de « perfection » est loin d'être représentative de l'ensemble de la population des femmes et des hommes.

Les livres de diététique et les dictionnaires regorgent d'innombrables descriptifs pour qualifier le ventre. *Bide* et *bedon* côtoient *bedaine* et *brioche* ! Passons sur les petites rondeurs et le léger embonpoint que l'on parvient tant bien que mal à dissimuler sous quelque chemise ou chemisier. N'en rajoutons pas aux ventripotents. Les bourrelets et les poignées d'amour jalousent les tablettes de chocolat de ceux et celles qui ont la ligne. Ventre saillant et plat d'un côté. Ventre mou et flasque de l'autre. « Que d'injustice ! » ne cesse-t-on de s'écrier. Car c'est bien là que se situe le dilemme : « Pourquoi pas moi ? »

« Alors pourquoi pas moi ? » Parce que nous sommes inégaux. La recherche scientifique et les études nutritionnelles ont bien démontré les inégalités physiologiques, métaboliques, morphologiques entre hommes et femmes, d'une part, et, d'autre part, entre les femmes entre elles et les hommes entre eux.

Alors tout est joué d'avance ? Non, heureusement d'ailleurs. Car lorsque les chercheurs mettent au jour les secrets de notre organisme et les arcanes de son fonctionnement si complexe, médecins nutritionnistes, experts et diététiciens essaient de trouver des moyens pratiques pour améliorer notre santé au quotidien.

Le ventre est au centre de nos préoccupations. Fait bien compréhensible, puisque l'apparence physique (nos formes) est la première image que l'on renvoie aux autres. Des rondeurs exagérées, au même titre que l'absence de formes, peuvent générer des réactions négatives : les « gros » sont mal vus dans notre société (les discriminations à l'embauche ont été clairement démontrées) ; quant aux « trop minces » ou « trop maigres », ils peuvent renvoyer l'image de personnes chétives, fragiles, « mal dans leur peau »[1].

Le ventre est aussi au centre des mesures diététiques proposées à l'ensemble de la population. Bien moins connue, l'accumulation de graisses au niveau de l'abdomen est à l'origine de maladies métaboliques graves : surpoids, obésité, excès de triglycérides dans le sang, diabète, syndrome polymétabolique[2]... Maladies évoluant à bas bruit, non douloureuses, leur médiatisation contribue à les dépister de plus en plus précocement. Le traitement de ces pathologies propose en première intention

---

1. Pour approfondir le sujet, se référer aux livres passionnants de Gérard Apfeldorfer (voir bibliographie p. 83).

2. Le syndrome polymétabolique correspond à l'association chez un individu d'au moins deux des facteurs de risque cardio-vasculaire suivants : hypertension artérielle, taux de LDL-cholestérol élevé (mauvais cholestérol), augmentation des triglycérides du sang, taux de HDL-cholestérol diminué (bon cholestérol), diabète connu, taux de sucre à jeun › 1 g/l, indice de masse corporelle › 30 (IMC = poids/taille^2). Il a été largement montré que ce syndrome constituait un facteur aggravant de maladies cardio-vasculaires (infarctus, accident vasculaire cérébral, angine de poitrine...).

une perte de poids, en particulier une perte de masse grasse abdominale – ventre te voici !

Maigrir, c'est facile – regrossir l'est encore plus

Que ce soit pour améliorer son apparence physique ou par obligation médicale (voire pour les deux), la perte de poids demande une modification raisonnée et raisonnable de ses habitudes alimentaires. Trop de personnes se lancent trop rapidement dans des régimes à faible taux calorique. Beaucoup de régimes ont comme principe l'exclusion de plusieurs aliments. Par définition, tout régime à faible taux énergétique assure une perte de poids rapide. Le problème est que maigrir relève d'une démarche qui n'est pas sans conséquences sur l'organisme tout entier. Maigrir, c'est facile, mais regrossir est encore plus facile. L'amaigrissement demande du temps et requiert de connaître les principes rudimentaires des règles nutritionnelles. Car l'on ne maigrit pas de la même façon à 20 ans, à 40 ans ou après la ménopause. La physiologie change avec l'âge, en particulier celle des femmes. Les modifications hormonales tout au long de la vie (menstruations, grossesses, allaitement, ménopause...) interfèrent dans les processus d'amaigrissement. Les femmes ont des besoins nutritionnels (énergie, matières grasses, fer, calcium, magnésium, potassium) spécifiques et différents en fonction de l'âge, de l'activité physique, de l'état de santé et de la situation physiologique ou métabolique du moment. Il est essentiel de les connaître pour éviter toute erreur diététique.

Rien ne s'improvise, rien n'est inné, tout s'apprend

La première partie de ce livre est consacrée à la « diététique du ventre plat ». Savoir gérer son poids et son alimentation au quotidien demande du temps et des connaissances. Très souvent ignorés, ces deux paramètres expliquent une grande partie des échecs des régimes amaigrissants. En nutrition, rien ne s'improvise, rien n'est inné, tout s'apprend. Il n'y a pas non plus de place pour le hasard. Plus on en connaît, plus on peut anticiper les embûches et les obstacles qui jalonnent ce chemin inconnu de la plupart d'entre nous. Le temps est un facteur central. Car vouloir perdre son ventre exige de respecter les rythmes biologiques génétiquement prédéterminés. Malmenez votre corps et il vous le rendra. L'activité physique demeure le meilleur moyen de maintenir son poids et de ne pas regagner les kilos perdus. Plus on se dépense, plus il est aisé d'éliminer les excès alimentaires. Cuisiner permet de savoir ce que l'on mange. Ce qui n'est pas le cas avec les plats préparés, souvent trop gras et peu équilibrés.

La seconde partie regroupe les 130 recettes composées de main de maître par Claire Pinson. Classées par saison, la plupart sont simples, rapides, peu riches en matières grasses et intègrent une grande variété d'aliments de saison.

Comprendre pourquoi l'on grossit avant de savoir comment l'on maigrit

« Je veux perdre du ventre ! Et vite ! »

Quelles qu'en soient les raisons, nombreuses sont les personnes à vouloir se débarrasser de cette graisse accumulée au fil du temps sur l'abdomen. Et rapidement, s'il vous plaît ! Toutes les méthodes (très nombreuses) donnent des résultats. Rien de plus facile que de faire maigrir. Plus la perte de poids est rapide, plus la méthode plaît au public. Appliqués souvent à la lettre, les conseils donnés portent leurs fruits : en quelques jours, semaines ou mois, l'excès adipeux commence à disparaître. La bonne humeur revient ! La satisfaction de parvenir à ses fins libère ! Avec une taille ou deux en moins, on se sent bien, léger (ère), plus regardé(e) dans la rue, plus apprécié(e), plus souriant(e).

Puis il devient plus difficile de tenir. L'alimentation commence à se faire plus monotone. Un écart, juste un seul. Petit à petit les (anciennes) habitudes reviennent. Et, en nutrition, les mêmes causes entraînent les mêmes conséquences. Autrement dit, le retour des anciennes habitudes va s'accompagner, dans bon nombre de cas, du retour des kilos. On revient à la case « départ », avec parfois, en prime, un gain de poids.

Une règle, en nutrition, veut que l'on ne se débarrasse pas de ses habitudes alimentaires du jour au lendemain. Car ces automatismes ont notre âge ! À 20, 30, 40 ou 50 ans, croyez-vous qu'il soit aisé de se défaire de réflexes qui remontent à notre enfance ? La réponse est « non ». C'est possible, mais avec du temps et un minimum de connaissances diététiques.

Ayez sans cesse à l'esprit qu'avant de savoir comment l'on maigrit, il faut comprendre pourquoi l'on grossit.

Alors, pourquoi grossit-on ? Pourquoi la population prend-elle du poids ? Pourquoi l'obésité avance-t-elle d'un pas chaque année ?

La compréhension des habitudes de vie est une étape clé puisqu'elle explique les comportements alimentaires et le choix des aliments actuels. Avant de modifier un comportement, il faut d'abord l'identifier et en prendre conscience.

Hier « mangeur », aujourd'hui « consommateur »

Tous les régimes sont attirants. Certains sont efficaces pour une personne mais ne le sont pas pour d'autres. Des conseils diététiques identiques ont donc des impacts différents selon les individus. Un régime, pour être utile, se doit d'être compatible avec nos habitudes de vie. Sinon, il est probable qu'il sera abandonné.

Notre manière de nous alimenter s'adapte à nos changements de vie : arrêt du tabac ou d'une activité physique intense, déménagements, grossesses, rupture amoureuse ou divorce, changement de travail, décès, allongement des temps de transport. Au cours de notre vie d'adulte, nous adaptons notre manière de manger. Ces adaptations sont naturelles et invisibles. Les conséquences de ces micromodifications ne sont perceptibles que plusieurs mois ou années après, une fois visibles sur le corps. Lorsque l'on s'aperçoit que la graisse s'est subrepticement installée, il devient difficile de s'en défaire. On la regarde avec dédain et l'image de soi peut alors vite s'altérer.

Chaque époque est caractérisée par ses modes et comportements alimentaires. Le « mangeur » d'hier se nomme aujourd'hui « consommateur ». Les aliments élaborés, cuisinés, emballés, porteurs de marques ont détrôné les aliments bruts. Une partie des repas est prise à l'extérieur, sur le pouce : restaurants scolaires et d'entreprises, brasseries, fast-foods. En parallèle, on assiste à une simplification des menus qui deviennent plus répétitifs. Le temps passé à faire la cuisine se réduit. D'où le succès de la restauration rapide et des plats cuisinés frais, surgelés ou en conserve. Les choix s'orientent vers les aliments transformés, plus ou moins préparés. La transmission des connaissances culinaires s'est presque interrompue, et les enfants acquièrent des habitudes nouvelles, différentes.

Les industries agroalimentaires ont anticipé ces phénomènes et répondent à la demande des consommateurs par des produits adaptés. L'augmentation dans les supermarchés des aliments en portions individuelles en est un bel exemple.

Portions individuelles : gare au grignotage !

Nos habitudes de vie changent : le *snacking* (qui correspond à du grignotage entre les repas et peut se traduire par « en-cas » ou « collation ») s'est désormais intégré à nos habitudes alimentaires.

Les végétaux (céréales, soja, légumes secs, etc.) renferment aussi des protéines, mais en moindre quantité. Il sera important de privilégier les protides animales peu grasses. Les protéines d'origine végétale compléteront l'apport protéique de l'alimentation.

Le calcium

Les os sont notre principale réserve en calcium. La charpente osseuse se constitue durant les vingt premières années de la vie. Jusqu'à la ménopause, un apport calcique suffisant et quotidien s'avère indispensable pour maintenir et préserver nos réserves, sinon le corps puise dans ses stocks. Au fil des années, les os se déminéralisent. Cette fragilisation de la matrice osseuse par décalcification peut aboutir à une ostéoporose, qui majore le risque de fractures. L'alimentation doit donc répondre à ce besoin accru par une augmentation de la consommation des produits riches en calcium. Les sources principales de ce nutriment sont les produits laitiers et les fromages.

<table>
<tr><th colspan="2">Les aliments riches en calcium
(les produits allégés en graisses contiennent les mêmes taux de calcium que les produits non allégés)</th></tr>
<tr><td>• Lait écrémé, demi-écrémé ou entier</td><td rowspan="5">• Tous les fromages, y compris ceux qui sont allégés en matières grasses</td></tr>
<tr><td>• Yaourts ou yaourts allégés</td></tr>
<tr><td>• Fromage blanc à 0, 20 ou 40 % de matières grasses</td></tr>
<tr><td>• Petits-suisses à 20 ou 40 % de matières grasses</td></tr>
<tr><td>• Crèmes desserts à base de lait</td></tr>
</table>

Les autres sources calciques (non négligeables) sont :

- certaines eaux minérales naturellement riches en calcium ;
- les fruits secs, les fruits (cuits et crus) et les légumes.

Les vitamines C et E

La vitamine C se trouve principalement dans les fruits, les jus de fruits, les compotes, les fruits secs (pruneaux, dattes, abricots, etc.), les crudités. Cette vitamine aide à lutter contre la fatigue, fréquente dans les amaigrissements.

La vitamine E (tocophérol) est très complémentaire de la vitamine C. Réduire drastiquement les graisses est une grave erreur puisque la vitamine E se trouve dans les aliments gras (huiles, margarines, poissons, fruits oléagineux...).

Votre médecin vous indiquera si des suppléments vitaminiques sont nécessaires, en particulier en période de perte de poids.

Les fibres alimentaires

Les sources de fibres alimentaires sont :

- les aliments dits « complets », le plus souvent à base de céréales : riz, pâtes, semoule, farines, pains spéciaux (céréales, complet, au son) ;
- les fruits (crus ou cuits, en compote) ;
- tous les légumes ;
- les légumes secs.

Toutes les sources de fibres sont à privilégier. Les aliments les plus riches rassasient durablement et doivent figurer à chaque repas.

Équilibre alimentaire et erreurs d'interprétation

Nous venons d'évoquer les principaux nutriments mais notre liste n'est pas exhaustive. Cependant, même s'il est bon de connaître les aliments qui nous apportent les nutriments indispensables (protéines, calcium, graisses, etc.), ces données ne suffisent pas toujours. Une telle description laisse la porte ouverte à un grand nombre d'erreurs liées à une mauvaise interprétation.

Les exemples se ramassent à la pelle : « Pour le calcium, je mange beaucoup de fromage » ; « Comme je maigris, j'augmente mes quantités de protéines en mangeant plus de viande » ; « J'ai remplacé le soda par du jus de fruits car c'est du sucre naturel » ; « Les légumes surgelés sont pratiques et sains » ; « J'ai vu une émission qui montrait l'importance de l'huile d'olive dans la protection des maladies cardio-vasculaires, alors j'en ajoute partout – on s'habitue au goût ».

Tous ces commentaires sont vrais, mais il leur manque de la nuance.

• Si toutes les viandes apportent sensiblement la même quantité de protéines, certaines sont plus riches en graisses cachées (4 à 30 %).

• Pour les légumes surgelés, pensez à vérifier le taux de lipides indiqué. Certaines poêlées de légumes très goûteuses sont en fait précuites. Un taux de 10 g de graisses pour 100 g de produit peut paraître raisonnable ; mais qui mange 100 g de légumes au plat principal ? Les quantités avoisinent plutôt 300 à 500 g. Ce ne sont donc pas 10 g de lipides mais 30 à 50 g qui sont ingérés. Or, les besoins en lipides de la majorité de la population varient, selon l'activité physique, de 60 à 90 g par jour. Le surplus est donc stocké.

• Toutes les huiles sont grasses et toutes contiennent 100 % de lipides. Les propriétés de protection cardio-vasculaire sont bien démontrées mais, quand elles sont prises en trop grandes quantités, les huiles sont stockées au même titre que tous les autres corps gras : la quantité est donc déterminante – point trop n'en faut.

• Les jus de fruits « sans sucre ajouté » contiennent autant de sucre qu'un soda : le fructose (sucre du fruit) est transformé en glucose dans l'organisme et il est aussi énergétique que le saccharose (sucre blanc ou roux) contenu dans un soda. Substituer l'un par l'autre ne change donc rien d'un point de vue calorique.

Voilà comment, en pensant bien agir, on se trompe ou l'on est trompé(e) par toutes les informations nutritionnelles qui ne cessent de tomber des médias et que l'on ne parvient pas toujours à nuancer. Les règles de l'équilibre alimentaire correspondent en un sens à des normes édifiées par des scientifiques référents en matière de nutrition. Se rapprocher de ces normes n'est pas toujours chose facile, mais les connaître permet de tendre vers l'équilibre alimentaire. L'objectif est de nous forger pas à pas des habitudes nouvelles pour remplacer celles qui nous ont conduits à prendre du poids.

Équilibre alimentaire et rythmes biologiques

Un bon équilibre alimentaire doit tenir compte des rythmes biologiques génétiquement prédéterminés pour chaque individu. Pour respecter ces rythmes, il convient de :

- prendre trois repas principaux par jour (petit déjeuner, déjeuner et dîner), à heures régulières dans la mesure du possible ;
- composer des repas équilibrés offrant un choix judicieux d'aliments en quantités suffisantes pour favoriser la satiété.

Or, la tendance actuelle est à la simplification des repas : plat unique, sandwich, entrée + dessert... Ce mode alimentaire bouleverse les horaires des repas, avec un développement des comportements de grignotage qui ne répondent pas forcément à une sensation physiologique de faim. Les industriels ont bien anticipé ce phénomène en mettant à disposition, dans les lieux publics et les entreprises, des distributeurs proposant des aliments qui stimulent l'appétit.

Prendre trois repas principaux par jour permet d'éviter le grignotage

Pour éviter le grignotage, il est très important de faire trois repas principaux par jour (petit déjeuner, déjeuner et dîner) et de manger suffisamment à chaque repas. Au cours d'un repas, la succession des différents mets est un gage de variété : entrée, plat principal, laitage, dessert. Le respect d'une telle composition couvre nos besoins en énergie et favorise une satiété durable qui limite la sensation de faim et son inévitable corollaire : le grignotage.

Le coup de pompe de 11 heures et le coup de barre de fin d'après-midi

Même en mangeant suffisamment et de manière équilibrée au cours d'un repas, il est fréquent de ressentir la faim en fin de matinée ou en fin d'après-midi. Rien d'étonnant à cela ! La digestion dure entre trois et quatre heures, selon les quantités ingérées et la diversité des aliments présents ou non au cours du repas. L'envie de manger en fin de matinée ou d'après-midi correspond donc souvent à une réelle sensation de faim. La tentation est alors grande, en rentrant chez soi, de se jeter sur des aliments alléchants souvent très gras et/ou très sucrés : chocolat, biscuits, viennoiseries, fromage, charcuterie, chips, sodas, jus de fruits...

C'est pourquoi il est recommandé non seulement de s'alimenter suffisamment à chaque repas pour retarder cette sensation de faim, mais aussi de prendre une collation bien choisie, avec des aliments peu énergétiques et rassasiants.

Si on saute un repas, on risque de compenser au repas suivant

Certaines personnes ont tendance (et parfois dès le plus jeune âge) à sauter le petit déjeuner pour pouvoir dormir plus longtemps. Pour d'autres, prises dans leur travail, c'est le repas de midi qui passe régulièrement aux oubliettes. Or, voici ce que montrent les études nutritionnelles [1] :

• lorsque le petit déjeuner est omis, l'alimentation est globalement plus riche en lipides ;

---

1. *Apports nutritionnels conseillés pour la population française* (voir bibliographie p. 83).

• le petit déjeuner soutient l'activité intellectuelle, chez les enfants comme chez les adultes, améliorant les processus de mémorisation et d'apprentissage ;

• plusieurs études sur des personnes obèses ont montré que l'amaigrissement était meilleur lorsque l'apport énergétique était réparti sur trois repas, dont le petit déjeuner, que lorsque ce même apport était réparti sur deux repas principaux seulement ;

• l'omission du petit déjeuner s'accompagne plus fréquemment d'une mauvaise couverture des besoins en vitamines, minéraux et oligoéléments – les autres repas, même plus copieux, ne permettant pas forcément de compenser.

En consultation diététique, la première étape consiste à recréer une architecture des repas en élaborant une répartition des prises alimentaires sur la journée, avec trois repas principaux entrecoupés éventuellement d'une ou plusieurs collations. Quand on saute un repas, on a tendance à compenser au repas suivant, voire à manger davantage. L'apport énergétique global est souvent plus élevé et le surplus est stocké.

Prendre ou retrouver de bonnes habitudes alimentaires demande du temps. Les éléments évoqués précédemment doivent être bien connus avant d'envisager un seul changement, sinon l'on risque de se perdre dans l'infernale spirale des régimes amaigrissants, lourds de conséquences souvent graves pour la santé. Ce n'est qu'armé(e) de ces préalables qu'il est désormais possible de commencer à modifier son alimentation avec, en filigrane et pour objectif, l'équilibre alimentaire tel qu'il est défini par les professionnels de la nutrition et de la diététique. Modifier son alimentation doit donc se faire sur la durée et avec l'objectif de se rapprocher le plus possible de l'équilibre préconisé par les professionnels de la nutrition et de la diététique.

Manger équilibré au quotidien

Les recommandations nutritionnelles ne sortent pas du chapeau d'un magicien

Elles découlent au contraire d'études nutritionnelles portant sur des populations et de la recherche. En 2001 a été lancé un Programme national de nutrition visant à l'amélioration de la santé de la population française : le PNNS. Reconduit en 2006, il a abouti à l'élaboration de recommandations prioritaires qui reposent sur les constats suivants :

• notre alimentation est trop riche en graisses, en alcool et en produits sucrés, trois éléments qui sont responsables de l'augmentation régulière du poids de nos contemporains et de l'accumulation de graisses sur le ventre ;

• les fruits et les légumes ne sont pas assez présents dans nos assiettes. Or, ces aliments sont, pour la plupart, pauvres en matières grasses, en sucres et en alcool ! Composés principalement d'eau, de vitamines et de minéraux, ils renferment d'importantes quantités de fibres alimentaires dont les actions bénéfiques n'ont pas fini d'être mises au jour : leur consommation en quantités suffisantes réduit les risques de maladies cardio-vasculaires et de cancers – les deux principales causes de décès en France ;

• les dépenses énergétiques liées à l'activité physique sont trop basses pour compenser les excès répétés quotidiennement, excès qui s'accumulent au fil des ans.

Ceci étant dit, parvenir à perdre son ventre demande avant tout du temps et des guides nutritionnels permettant une compréhension plus fine de l'équilibre alimentaire. Tous les conseils diététiques donnés dans cet ouvrage ont la même importance. Néanmoins, pour le quotidien, l'expérience des consultations de diététique, en secteur hospitalier et à domicile, montre que les changements alimentaires doivent se faire l'un après l'autre. C'est pourquoi les conseils proposés ici ont été hiérarchisés en fonction des priorités.

Limiter les grignotages en structurant ses repas

La tendance au grignotage se généralise et touche tout le monde. Les « en-cas » fleurissent à n'en plus finir et on craque tous dès que notre ventre est vide... Or, il est plus facile de résister aux appels quand on est rassasié(e). Pour ne pas avoir faim, au moins trois possibilités s'offrent à vous...

La première consiste à s'accorder un petit déjeuner non pas copieux mais bien structuré. Ce premier repas va conditionner la journée et donc la compostion des autres repas. Si cette étape est évincée, il y a de grandes chances pour que vous compensiez aux repas suivants ou en cédant au grignotage. L'organisme utilise plus efficacement les calories lorsque les apports sont répartis sur la journée en trois à quatre prises plutôt que sur un à deux gros repas. Nos rythmes sont ainsi faits.

Exemple de petit déjeuner équilibré

- 1 boisson chaude : lait, café, thé.
- Pain, ou biscottes, ou céréales (glucides complexes rassasiants).
- Margarine ou beurre (vecteur de goût, de vitamine E et de lipides...).
- Confiture ou gelée (pour le plaisir).
- 1 fruit ou 1 compote (fibres, vitamines, minéraux).
- 1 laitage (protides, calcium, phosphore, vitamines du groupe B).

En second lieu, il est essentiel de ne sauter aucun repas et de les composer pour qu'ils soient à la fois complets et équilibrés, afin de prolonger la satiété et de retarder les fringales. Si vous manquez un repas ou si celui que vous avez pris est insuffisant, vous aurez de nouveau faim et vous risquez fort de craquer pour des aliments souvent sucrés et/ou gras : chocolat, barres chocolatées, biscuits, viennoiseries, charcuteries, fromages... Chez les enfants et les adolescents, la faim rend la concentration plus difficile et diminue les performances scolaires.

Exemple de déjeuner et/ou de dîner équilibrés [1]

- 1 entrée, si possible à base de légumes cuits ou crus. Méfiez-vous cependant car certaines préparations sont de véritables concentrés de graisses : céleri rémoulade, salade piémontaise, macédoine de légumes, caviar d'aubergines, ainsi que les légumes marinés à l'huile (poivrons, tomates...). Quant aux feuilletés, tartes aux légumes et quiches, leurs taux de graisses sont parmi les plus élevés. Préférez les tomates et concombres crus, les carottes râpées, le taboulé, les lentilles ou un bol de salade verte, sans oublier les potages et les soupes. Vous dosez vous-même l'assaisonnement – ce qui vous permet de contrôler l'apport de graisses ajoutées.
- 1 viande (choisissez les morceaux maigres) ou 1 poisson (deux à trois fois par semaine).
- 1 accompagnement de légumes verts ou légumes secs. Vous pouvez aussi associer des féculents et des légumes. Limitez la quantité de sauce.
- 1 laitage et/ou 1 part de fromage (*pour ce dernier, au plus 30 à 40 g par jour*).
- 1 fruit (cru ou cuit) ou 1 coupelle de compote.
- Du pain.

Le troisième point a pour objet de limiter autant que possible les fringales, sources de grignotage intempestif, en instaurant

1. Cette structure de repas est un exemple parmi d'autres. Comme nous l'avons indiqué précédemment, il y manque de la nuance. Les paragraphes suivants prennent en compte les contraintes quotidiennes (sandwichs, restaurants, transports en commun, fringales...). Néanmoins, quel que soit le repas, il est important de retrouver toutes les catégories d'aliments indiquées, en particulier les fruits, les légumes cuits et crus, le pain, le poisson et les laitages peu gras.

des collations systématiques qui permettent d'anticiper les « coups de faim ». Le principe consiste à manger avant que la faim n'apparaisse. Mais trouver des collations peu grasses et peu sucrées n'est pas une mince affaire. Deux groupes d'aliments peuvent répondre à ces critères : certains produits laitiers et les fruits.

> Une collation peut se composer d'un produit laitier bien choisi et/ou d'une portion de fruit. Si vous continuez d'avoir des fringales malgré des repas bien structurés, rabattez-vous sur les produits laitiers maigres nature. Et buvez beaucoup d'eau.

Les produits laitiers

- *Le lait écrémé ou demi-écrémé.* On trouve dans le commerce des briquettes de 200 ml faciles à emporter.
- *Les yaourts, fromages blancs et petits-suisses.* Nature, ils sont intéressants car leur taux de sucre est très bas (ils contiennent du lactose, le sucre du lait, mais en petite quantité). Les taux de matières grasses varient également. Plusieurs sortes sont disponibles dans les rayons. *Pour les yaourts :* 0 % de matières grasses, au lait demi-écrémé ou entier. *Pour les fromages blancs et petits-suisses :* 0, 20 et 40 % de matières grasses. On conseille les laitages nature, de préférence au lait demi-écrémé, à 0 ou 20 % de matières grasses. Si vous utilisez de l'aspartame pour remplacer le sucre, sachez que les édulcorants se vendent en sachets et en boîtes transportables. Les laitages aux fruits ou aromatisés sont sucrés et parfois gras : privilégiez les produits édulcorés à 0 % de matières grasses.

Les fruits

Ils contiennent du sucre, des fibres alimentaires, des vitamines et des minéraux. On en conseille au moins 2 portions par jour. Si vous voulez perdre du poids, ne dépassez pas 4 portions par jour.

1 portion de fruit, c'est...			
En hiver	**En automne**	**Au printemps**	**En été**
2 grosses clémentines 3 petites clémentines 1 orange 1 kiwi (2 si petits) 1/4 d'ananas frais 1/4 de mangue fraîche 5 litchis frais	1 pomme 1 poire 1 petite banane 2 figues fraîches 1 petite grappe de raisin (15 grains environ) 1/2 pamplemousse	250 g de : • fraises • framboises • myrtilles • groseilles • mûres • cerises (environ 15 cerises)	1 pêche 1 brugnon 1 nectarine 3 à 4 prunes 2 à 3 abricots 1/2 melon 1 tranche de pastèque

Choisir les morceaux de viande les moins gras

Les viandes apportent des protéines de bonne qualité et constituent notre principale source en fer. Pour limiter la quantité de lipides provenant des viandes, il est important de privilégier les morceaux les moins gras et de les dégraisser avant et/ou après cuisson. Pour les amateurs de viande rouge, certains morceaux du bœuf sont très maigres. Le mode de cuisson des viandes peut modifier la quantité de lipides de la préparation. Car il est tout à fait possible de préparer un ragoût sans beaucoup de graisse, malgré l'image que nous avons des plats en sauce. Il faut savoir aussi que le fait de griller une viande n'élimine pas les graisses : en effet, la viande perd principalement de l'eau. L'entrecôte au barbecue contient encore une quantité non négligeable de matières grasses. Il est donc judicieux de choisir les morceaux les moins gras. Le tableau suivant donne un aperçu des teneurs en lipides des différents morceaux en fonction de chaque animal :

Morceaux maigres des viandes	**% de graisses**	**Morceaux gras des viandes**	**% de graisses**
		Bœuf	
Tendre de tranche (rosbif) Filet (dégraissé) Faux-filet (dégraissé) Tournedos Romsteck Bavette Jarret Macreuse Paleron Collier (dégraissé) Onglet (dégraissé) Steak haché à 5 %	2,5 à 6 %	Entrecôte Flanchet Plat de côtes Araignée Côte Langue Steak haché à 10 ou 15 %	12 à 35 %
		Cheval	
Steak	3 %		
		Veau	
Escalope Jarret (osso-buco) Bas de carré	2,5 à 7 %	Collier (blanquette) Côte filet Épaule	13 %
		Porc	
Filet Filet mignon	3 %	Échine	15 %
Côtelette dégraissée (dans le filet)	10 %	Travers	25 %
		Dinde	
Escalope Blanc Cuisse sans la peau	3 %	Morceaux avec la peau	10 %
		Poulet, pintade, canard	
Poulet sans la peau Pintade sans la peau Canard : magret, filet (sans la peau)	5 à 8 %	Morceaux avec la peau	12 à 13 %

Morceaux maigres des viandes	% de graisses	Morceaux gras des viandes	% de graisses
Lapin, lièvre, gibier			
Tous les morceaux	3 à 5 %	Pas de morceaux gras	
Agneau, mouton			
10 à 30 % de matières grasses		10 à 30 %	

Valeurs nutritionnelles extraites du CIQUAL et du Centre d'informations des viandes.

En pratique

- Choisissez les morceaux de viande les plus maigres, quel que soit l'animal.
- Ôtez le gras visible des viandes avant la cuisson.
- Privilégiez la consommation des poissons et des volailles.
- Les « cordons bleus » et toutes les préparations panées sont très gras. Limitez autant que possible ce type de produits et vérifiez leurs taux de lipides. S'ils entrent dans la colonne de droite (plus de 10 % de matières grasses), l'aliment est gras.

Des charcuteries moins grasses

Pâtés, rillettes, saucissons, saucisses contiennent 20 à 40 % de graisses essentiellement saturées. Une consommation régulière (plusieurs fois par semaine), même en petite quantité, peut influencer le poids.

Il est admis qu'un taux de lipides supérieur à 10 % fait entrer l'aliment concerné dans la catégorie « *susceptible de favoriser la prise de poids* ». À vous de choisir...

Un aliment n'est jamais responsable à lui tout seul d'une prisc dc poids, pas plus qu'il n'y a dc mauvais alimcnt, mêmc quand le taux de lipides est très haut. C'est en donnant la priorité aux produits les moins gras, aussi souvent que possible, que l'on corrige ses habitudes alimentaires.

Du poisson deux à trois fois par semaine

Frais ou surgelé, il est souhaitable d'en consommer plusieurs fois par semaine, sans négliger les poissons gras. Les graisses des poissons ou *oméga-3* ont un effet positif sur la fluidité du sang, et leurs propriétés cardio-protectrices sont bien démontrées. Les poissons d'élevage auraient sensiblement la même composition en acides gras que les poissons de mer et de rivière. Le groupe des poissons gras rassemble le saumon (et le saumon fumé), le maquereau, les sardines, le hareng et les anchois. Les poissons panés du commerce ou « maison » sont déconseillés car ils sont souvent très gras.

Les autres sources d'oméga-3 sont les huiles de noix, de colza, de soja et de germe de blé (en magasins biologiques pour cette dernière).

Choisir des modes de cuisson peu gras

Pour la cuisson des aliments, utilisez des poêles antiadhésives et privilégiez les modes de cuisson qui requièrent peu de graisses.

Des ustensiles de cuisine adaptés

• Poêles et sauteuses antiadhésives : très pratiques, de plus en plus abordables, elles nécessitent peu d'huile ou de margarine. Utilisez un pinceau de cuisine pour répartir la matière grasse dans la poêle. Pour agrémenter les légumes, ajoutez du vin, du jus de citron ou un coulis de tomates. Faites cuire à l'étouffée (avec un couvercle sur la poêle). Pour éviter que les aliments « accrochent », ajoutez de l'eau en cours de cuisson et remuez très régulièrement.

• Cuit-vapeur et autocuiseur : la cuisson se fait sans matière grasse. Dans l'assiette, ajoutez une noisette de margarine ou de beurre, ou un filet d'huile : vous contrôlez ainsi les quantités de lipides.

• Le wok : cette sorte de sauteuse évasée en fonte antiadhésive permet de faire cuire les aliments avec peu de lipides.

• La pierre à griller : très conviviale.

Les modes de cuisson qui requièrent peu de graisses

Les papillotes (pour viandes et poissons)

• Ce mode de cuisson est valable pour tous les poissons et pour la viande blanche.

• Disposez la viande (dégraissée) ou le poisson sur un lit de légumes mélangés avec des aromates (oignons, herbes, citron, etc.).

• Enveloppez la préparation dans une feuille d'aluminium (ou de papier cuisson).

• Faites cuire à four chaud : en moyenne à 200/220 °C.

Les rôtis (de bœuf, de dindonneau, de porc, de veau)

• Enlevez toute la graisse visible et supprimez la peau des volailles...

• Pour donner du goût : poivrez, parfumez avec des épices, des herbes, des aromates...

• Pour éviter que la viande n'accroche au plat, disposez-la sur un lit de légumes. Vous pouvez utiliser une variété de légumes ou faire des mélanges avec des légumes très aromatiques (oignons, échalotes, poivrons).

• Pour éviter que la viande et les légumes ne se dessèchent, arrosez-les régulièrement pendant la cuisson, avec de l'eau, du bouillon ou de l'alcool (du vin, par exemple).

* Faites cuire à four chaud : en moyenne à 200/220 °C.

Les courts-bouillons (pour la cuisson des légumes, des viandes et des poissons)

• Utilisez des bouillons en cube, en poudre ou liquides (Viandox ou équivalents).

• Préparez un court-bouillon maison : ajoutez un bouquet garni (du thym + 1 feuille de laurier) dans l'eau de cuisson. Vous pouvez aussi la parfumer avec des épices, des aromates ou des herbes de votre choix.

• Pour la cuisson, plongez la viande ou le poisson dans le court-bouillon en ébullition.

Plus de calcium tout en limitant les matières grasses

Le lait, les fromages et les laitages (yaourts, fromages blancs, petits-suisses...) sont notre principale source de calcium.

• *Quel lait choisir : lait écrémé, demi-écrémé ou entier ?* Pour l'apport en calcium, les trois se valent. Pour les matières grasses, il y a très peu de différences entre le lait demi-écrémé et le lait écrémé. Faites selon votre goût.

• *Les fromages : tout est dans la quantité.* Pour profiter du calcium des fromages tout en limitant les graisses, privilégiez les fromages les plus riches en calcium et limitez-vous à 1 portion (30 à 40 g) par jour. Ces fromages sont le parmesan, le beaufort, l'édam, le gouda, le cantal, le maroilles, le comté, le roquefort, le saint-paulin, sans oublier l'emmental. Les fromages à tartiner (demi-sel, ail et fines herbes) sont nutritionnellement peu intéressants car pauvres en calcium et riches en matières grasses.

Devant la variété des produits laitiers, le consommateur a du mal à se décider. Le choix offert par les industriels est de plus en plus vaste. Yaourts fermentés, à base de crème, « nordiques », à boire, aux céréales enrichies en fibres, mousses de fruits, fromage blanc sur lit de fruits, laitages à manger en en-cas, crèmes desserts, duo, 0 % sucrés, 0 % à l'aspartame... Qui n'est pas ébloui devant toutes ces couleurs, ces parfums alléchants, ces produits exotiques ? Face à une telle offre, la difficulté est de savoir choisir les produits contenant le moins de matières grasses. Le tableau suivant vous y aidera (en privilégiant les produits les moins gras, vous limiterez les apports en lipides sans diminuer l'indispensable calcium) :

Alléger les aliments en matières grasses ne modifie pas leur richesse en calcium		
	Type de produit	**Teneur en matières grasses**
Du	Yaourt à 0 % de matières grasses Fromage blanc à 0 % de matières grasses nature ou aux fruits Mousse de fruits à 0 % de matières grasses	*Sans matières grasses*
moins	Yaourt nature Yaourt aromatisé Yaourt à la pulpe de fruits	*Yaourt au lait demi-écrémé (environ 2 g par pot*)*
gras	Yaourt nature brassé : Velouté®, Bulgare®... Yaourt au lait entier : Bio®, B.A.®, La Laitière® Yaourt aux fruits	*Équivalent à du fromage blanc à 20 % (entre 4 et 5 g de lipides par pot)*
au	Yaourt « nordique » Yaourt à la crème Fromage blanc à 40 % de matières grasses	*Presque équivalent à du fromage blanc à 40 %*
plus	40 g de camembert à 45 % de matières grasses 30 g d'emmental à 45 % de matières grasses 30 g de roquefort à 45 % de matières grasses	*10 g de lipides par portion – aussi riche en lipides que la plupart des crèmes desserts « classiques »*
gras	Crèmes desserts améliorées Yaourt à la grecque	*Laitages enrichis en crème fraîche (10 à 15 g de lipides par pot*)*

** 1 pot = 125 à 150 g.*

Par leur richesse en calcium, quelques eaux minérales complètent l'apport des produits laitiers. L'étiquette de la bouteille vous renseignera.

• Une eau est riche en calcium lorsque sa teneur en calcium dépasse 450 mg [1]/l.

• Entre 250 [2] et 450 mg/l, une eau minérale est moyennement riche en calcium.

En pratique

Consommez 3 à 4 produits laitiers par jour pour couvrir vos besoins en calcium.

• Pour limiter l'apport en graisses provenant des produits laitiers, orientez vos choix vers les laitages à faible taux de lipides (0 à 3 g de lipides pour 100 g de produit). Alternez les produits allégés aux fruits et les laitages nature.

• Mangez au maximum 1 portion de fromage (30 à 40 g) ou 1 laitage riche en matières grasses par jour.

• Choisissez une eau minérale dont le taux de calcium est au moins égal à 250 mg/l.

Le reste du calcium est apporté par les fruits, les fruits secs et les légumes.

Le bon choix des corps gras

Faut-il supprimer toutes les graisses ? Non, mais il faut privilégier celles qui protègent les artères et limiter celles qui participent à l'obstruction des vaisseaux sanguins. Le choix des matières grasses est directement lié à leur composition chimique (acides gras saturés ou insaturés) et non à leur origine (végétale ou animale). Ainsi, les aliments constitués d'acides gras saturés, quand ils sont consommés en excès chaque jour, sont responsables de l'augmentation du mauvais cholestérol (cholestérol LDL). À l'opposé, les aliments constitués d'acides gras insaturés favorisent la

---

1. Soit 50 % des apports nutritionnels conseillés chez l'adulte (*Apports nutritionnels conseillés pour la population française*; voir bibliographie p. 83).
2. Soit 25 % des apports nutritionnels conseillés chez l'adulte (*Apports nutritionnels conseillés pour la population française*; voir bibliographie p. 83).

baisse du mauvais cholestérol et ralentissent l'obstruction des artères.

Aliments contenant principalement des acides gras saturés	**Aliments riches en acides gras insaturés**
Tendent à augmenter le cholestérol LDL	*Favorisent la baisse ou le maintien du cholestérol LDL*
Beurre Beurre allégé (25 à 40 % de matières grasses) Crème fraîche et crème allégée	Margarines Margarines allégées (25 à 70 % de matières grasses) Mayonnaise et mayonnaise allégée
Fromage Fromage frais Lait entier Produit laitiers gras et à base de crème : crèmes desserts, yaourts améliorés... Chips et assimilés Viennoiseries et pâtisseries industrielles au beurre Chocolat : noir, au lait ou blanc	Huiles : olive, tournesol, arachide, soja, noix, pépins de raisin, sésame, noisette, mélange de plusieurs huiles Fruits oléagineux : avocat, olives (vertes ou noires), pistaches, noix de cajou, cacahuètes, noix, noisettes, amandes... Soja et dérivés du soja : tofu, tonyu...
Morceaux gras des viandes (voir tableau p. 54-55.) Charcuteries (sauf jambon et bacon) : saucissons, pâtés, rillettes, saucisses de Strasbourg, de Toulouse ou de Francfort, saucisses cocktail, boudin noir ou blanc, etc.	Tous les poissons (sauf panés) Poissons maigres (à chair blanche) : cabillaud (et morue), raie, colin, rouget, sole, flétan, carrelet, thon, etc. Poissons gras : saumon (frais ou fumé), sardines (fraîches ou à l'huile), maquereaux (frais, au vin blanc ou à l'huile), harengs, anchois.

Tableau extrait de 130 recettes anti-cholestérol[1].

1. L. Cariel, D. Chauvois et C. Gouesmel, *130 recettes anti-cholestérol*, éd. Marabout, 2004.

À l'exception des huiles de palme et de coprah (assez riches en acides gras saturés), toutes les huiles peuvent être consommées. Leur composition est très variable, mais elles sont notre principale source d'acides gras insaturés et de vitamine E. On peut les mélanger pour optimiser leurs effets bénéfiques sur les artères. Il existe des huiles pour la cuisson et des huiles d'assaisonnement.

Quelques exemples de bonnes associations		
Tournesol Pépins de raisin Arachide Olive	+	Colza Germe de blé Noix Soja Noisette
Cuisson et assaisonnement		Riches en oméga-3 Assaisonnement exclusif

En pratique

- **Consommez régulièrement de l'huile et variez les types d'huiles.**
- **Choisissez au moins une huile riche en oméga-3 et consommez-en un peu tous les jours.**

Les mélanges contiennent entre quatre et six huiles différentes. Leur composition est conforme aux recommandations nutritionnelles actuelles.

> Toutes les huiles sont grasses. Malgré leurs effets bénéfiques sur les artères, elles peuvent provoquer une prise de poids si elles sont consommées en excès.
> - La quantité de matières grasses ingérées influence le poids.
> - La qualité des lipides influence la protection des artères.

Les fruits oléagineux (noix de cajou, pistaches, cacahuètes, amandes, noix, noisettes, pignons, graines de sésame, olives vertes et noires, avocat) ont mauvaise réputation. Car, s'ils sont riches en graisses insaturées, leur apport calorique reste toutefois très élevé. Une consommation régulière *peut* participer à l'augmentation du poids.

Manger moins de matières grasses

Quelle que soit la réputation des matières grasses (certaines sont bonnes pour le cœur, d'autres non), leur impact sur le poids reste le même : tout excès de lipides est stocké par l'organisme. Au fil des semaines, des mois et des années, le risque premier est le gain de poids. S'il est essentiel de choisir des corps gras ayant un effet protecteur d'un point de vue cardiovasculaire, il est tout aussi important de ne pas les consommer en excès.

Les huiles : elles contiennent toutes 100 % de matières grasses. Tout excès est donc contre-productif.

Beurres et margarines non allégés : ils contiennent 70 à 80 % de matières grasses. Là encore, il faut à tout prix éviter les excès.

Margarines et beurres allégés : ils contiennent moins de matières grasses que le même aliment non allégé. On peut donc en consommer davantage pour le même apport en lipides. Attention toutefois à ne pas faire d'excès sous prétexte que ces produits sont allégés !

Les vinaigrettes : on les utilise habituellement pour assaisonner les salades et les légumes crus ou cuits. Les préparations du commerce, très nombreuses, sont souvent très riches en graisses. Le mieux est donc de préparer soi-même ses vinaigrettes afin de limiter les quantités d'huile. Tous les vinaigres conviennent (ils sont quasiment dépourvus de calories) ; pour les huiles, choisissez celles qui sont conçues pour les assaisonnements et n'hésitez pas à faire des mélanges (voir p. 61).

Pour une vinaigrette allégée

Une vinaigrette classique contient 1 volume de vinaigre pour 2 volumes d'huile. Pour une vinaigrette allégée, on remplacera une partie de l'huile par de l'eau.

- 1 volume d'huile de votre choix
- 1 volume de vinaigre de votre choix
- 1 volume d'eau (ou du jus de citron)
- De la moutarde
- Du poivre
- 1 pincée de sel
- Des épices, aromates, herbes, ail à volonté

Si cette version allégée vous déplaît, préparez une vinaigrette classique et réduisez simplement la quantité de sauce au moment d'assaisonner. Si vous en préparez pour plusieurs jours, utilisez un pot ou un shaker et conservez-la au réfrigérateur.

Les sauces : elles sont presque toutes très grasses car elles sont généralement préparées à base d'huile, de beurre ou de margarine. Réduisez les quantités sans les supprimer complètement pour éviter la monotonie. Les graisses stimulent l'appétit, relèvent le goût des aliments et procurent du plaisir. C'est pourquoi les aliments gras (chocolat, frites, viandes en sauces, biscuits, viennoiseries, crèmes desserts, crème fraîche...) sont toujours très attirants. S'en déshabituer n'est pas aisé. Le temps est votre meilleur allié.

Vers un choix judicieux des glucides

Riches en amidon, les glucides complexes (également appelés « féculents ») sont très rassasiants et ils contribuent à limiter les fringales. Ils doivent occuper une place de choix dans notre alimentation. Attention toutefois aux produits transformés dont certains contiennent, outre des glucides complexes, une quantité importante de matières grasses. Le tableau ci-dessous vous aidera à choisir les « bons » glucides. Il est judicieux de privilégier ceux qui renferment le moins de matières grasses (1re colonne). Les autres ne sont cependant pas interdits : ils peuvent être consommés à l'occasion.

LES GLUCIDES COMPLEXES[1]		
Glucides complexes pas ou peu gras	**Aliments riches en glucides complexes associés à des graisses**	**Aliments riches en glucides complexes et simples associés à des graisses**
Blé, farine de blé, biscottes (toutes) Tous les pains : baguette, pains spéciaux, pain azyme... Céréales pour le petit déjeuner sans matières grasses ajoutées (voir liste des ingrédients) Maïs, Maïzena, riz, semoule, avoine seigle, farine de seigle, mil, manioc Lentilles, farine de lentilles Pois cassés, pois chiches Haricots cocos, flageolets Haricots rouges et noirs... Pommes de terre, igname, patate douce, banane plantain, fruit à pain, cristophine, calebasse... Pâtes : coquillettes, penne, spaghettis, tricolores, tortellinis... Produits à base de céréales complètes : pâtes, riz, semoule...	Frites et pommes de terre sautées Pommes noisettes et rissolées Tous les aliments panés et frits Quiches Tartes aux légumes Pizzas Crêpes Croissants au jambon Roulés au fromage Raviolis, cannellonis, pâtes fourrées au fromage ou à la viande, lasagnes Hachis Parmentier, moussaka et autres préparations en gratin Biscuits pour l'apéritif, chips Cacahuètes, amandes, noix de cajou...	Céréales pour le petit déjeuner qui comportent des matières grasses ajoutées (voir liste des ingrédients) Biscuits Viennoiseries Pâtisseries Tartes Pâtes à tarte (brisée, sablée et feuilletée)

Le pain traîne une mauvaise réputation et c'est vraiment dommage. Car il est presque dépourvu de graisses et il a un pouvoir très rassasiant. Dans le cadre d'un régime, il est

1. Liste non exhaustive.

conseillé de manger du pain à chaque repas. Il faut toutefois se méfier des pains de mie en tranches vendus en supermarchés (pains américains) dans lesquels de l'huile est souvent rajoutée. Une vérification des valeurs nutritionnelles s'impose : les pains de mie ne doivent pas afficher plus de 3 % de lipides pour 100 g.

> Cessons de diaboliser les aliments, le pain en particulier. Tant qu'à craquer, il est préférable de le faire pour un morceau de pain (qui ne contient pas de graisses) que pour une viennoiserie ou des biscuits... Pensez aussi à boire beaucoup d'eau entre les repas pour limiter les grignotages.

LES GLUCIDES SIMPLES	
Ceux présentant un intérêt nutritionnel	**Ceux présentant peu d'intérêt nutritionnel**
Fruits frais, secs et en conserve Compotes Compotes sans sucre ajouté Jus de fruits sans sucre ajouté Produits laitiers, à l'exception des fromages, qui ne contiennent pas ou très peu de glucides	Sucre de table (blanc ou roux) Confiture, miel, gelée Crème de marrons, pâte de chocolat à tartiner Glaces, crèmes glacées Chocolat, barres chocolatées Bonbons et toutes les confiseries Sirops, sodas, nectars, boissons aux fruits Certaines eaux minérales aromatisées aux fruits

Les laitages et les fruits occupent une place essentielle dans notre alimentation car ils apportent du calcium, des minéraux, des vitamines et, pour les fruits, des fibres.

Un fruit frais peut être remplacé par une compote ou des fruits secs à condition de respecter les équivalences suivantes :

1 portion de fruit frais	= 100 g de compote sans sucre ajouté
	= 3 pruneaux
	= 3 abricots secs
	= 3 dattes
	= 3 figues sèches
	= 4 figues demi-sèches
	= 1 dizaine de raisins secs
	= 150 ml de jus de fruits pressé
	= 150 ml de jus de fruits sans sucre ajouté

Cependant, les jus de fruits contiennent beaucoup moins de fibres alimentaires que les fruits frais et leur effet sur la satiété est moindre. S'ils sont consommés en quantités importantes, l'apport en sucre peut être massif. La comparaison des taux de sucre (glucides) entre un cola et un jus d'orange est éloquente : 100 ml de jus d'orange sans sucre ajouté renferment 9 à 11 g de glucides contre 10 g pour un cola. Un jus de fruits sans sucre ajouté est donc aussi sucré qu'un soda. Qu'il s'agisse de sucre naturel ou de sucre ajouté, l'impact sur l'organisme est le même. En conséquence, il est préférable de manger des fruits frais plutôt que de boire des jus de fruits.

Le sucre et les produits sucrés sont consommés par plaisir et non par besoin. Ils sont en général des aliments du grignotage et leur consommation régulière augmente le risque de prise de poids. Leur intérêt nutritionnel étant quasiment nul, on conseillera de les limiter autant que possible.

Le sucre peut être remplacé par un édulcorant de synthèse. Longtemps décrié, l'aspartame[1] est une molécule de synthèse

1. L'aspartame draine depuis environ trente ans la réputation d'être toxique et responsable de diverses pathologies. L'AFSSA (Agence française pour la sécurité sanitaire des aliments) a publié un dossier complet sur cette question en septembre 2006. Il est téléchargeable sur le site Internet suivant : www.afs sa.fr. Ce travail très intéressant est la synthèse d'experts. Faites-vous votre propre opinion.

dont le goût est très proche de celui du sucre blanc. Comme il est consommé en petite quantité (1 sucrette = 1 morceau de sucre n° 4), son apport calorique est très faible et il n'augmente pas la glycémie. C'est pourquoi on le conseille souvent aux personnes diabétiques. Il se présente en sucrettes ou en poudre et peut être incorporé à tous les aliments pour leur donner un goût proche de celui du sucre.

Il existe également des mélanges de sucre et d'aspartame, qui se présentent sous la forme de très petits morceaux de sucre. Deux fois moins sucrés qu'un morceau de sucre n° 4, ils sont appréciés pour leur goût moins amer que celui de l'aspartame. Mais ils sont plus énergétiques que les sucrettes.

En pratique

- L'aspartam est dépourvu de calorie (pas de sucre).
- Les petits sucres (mélange d'édulcorant et de sucre) renferment 50 % de sucre.
- Le sucre contient 100 % de glucides.
- Privilégiez les édulcorants à base d'aspartame.
- Essayez de ne consommer qu'occasionnellement le sucre et les mélanges de sucre et d'aspartame.

Au moins 2 fruits par jour

Si cette quantité vous paraît trop importante, essayez quand même de consommer davantage de fruits que vous ne le faites actuellement. Changer ses habitudes alimentaires demande plusieurs mois. Voici quand même quelques idées pratiques pour vous aider :

Idée pratique n° 1 : faites le plein de fruits sous diverses formes (fruits frais, compotes, purées de fruits, conserves, surgelés...). Et mangez au moins 2 portions chaque jour.

Idée pratique n° 2 : si vous n'avez pas consommé de fruit pendant la journée, mangez-en 2 au dîner, ou 1 au dîner et 1 plus tard dans la soirée.

Idée pratique n° 3 : prévoyez 1 ou 2 fruits pour vos pauses ou vos trajets. Ils calment la faim et vous éviteront de vous jeter sur le fromage, les charcuteries ou le pain et le beurre en arrivant chez vous. Vous serez aussi moins tenté(e) de céder à la tentation de faire une halte au distributeur de biscuits et autres sucreries...

Idée pratique n° 4 : les fruits secs restent des fruits. Trop souvent oubliés, peu onéreux, ils contiennent moins d'eau que les fruits frais et sont de véritables concentrés en potassium, magnésium et calcium. 3 à 4 fruits secs ou une poignée de raisins secs équivalent à 1 fruit frais. Appréciés des sportifs, ils se transportent facilement et sont donc parfaits pour combler une petite faim entre deux repas. Ne les négligez surtout pas.

Vous essayez de perdre du poids ? Ce n'est pas une raison pour supprimer les fruits. Vous devez en manger au moins 2 par jour (fruit ou équivalent, voir p. 66) mais ne dépassez pas 4 portions.

Des légumes ou des légumes secs deux fois par jour

Crus ou cuits, en accompagnement ou en potage, les légumes peuvent être consommés à volonté. Ils sont très nombreux et permettent de préparer des recettes variées. Présents en toutes saisons, voici une liste qui vous guidera dans vos choix :

Les légumes	
Asperges, poireaux, artichauts, carottes, chou vert, blanc ou rouge, choux de Bruxelles, chou-fleur, brocolis, endives, navets, potiron, radis, betterave, bettes,	aubergines, courgettes, épinards, champignons, concombres, tomates, salades vertes (toutes), haricots verts, haricots beurre, fenouil, oignons, ail, poivrons, salsifis, germes de soja

Naturellement pauvres en lipides et en glucides, riches en fibres alimentaires, en minéraux et vitamines, tous les légumes sont à promouvoir. Leur préparation fait souvent peur, alors qu'ils peuvent tous être cuisinés de multiples façons. Voici quelques idées pour vous aider :

Idée pratique n° 1 : si vous n'aimez pas les légumes cuits servis en accompagnement, pensez aux crudités, aux potages, aux salades vertes et aux salades composées. Ces plats sont des légumes à part entière. Mangez-les de préférence en début de repas (ils calment la faim) et au moins lors d'un repas par jour.

Idée pratique n° 2 : si vous n'aimez ni les légumes cuits ni les crudités, mangez davantage de fruits, compotes ou fruits secs (au moins 5 portions par jour).

Idée pratique n° 3 : si vous n'avez pas beaucoup de temps, faites le plein de légumes surgelés ou en conserve. Ils sont aussi intéressants d'un point de vue nutritionnel que les légumes frais.

Idée pratique n° 4 : simples et rapides, les purées de légumes surgelées sont prêtes en quelques minutes.

Idée pratique n° 5 : les légumes de saison sont moins onéreux et les surgelés très abordables.

Idée pratique n° 6 : vos enfants n'aiment pas les légumes ? Le goût pour les fruits et légumes s'acquiert petit à petit. Les purées sont plus appréciées. Variez les préparations : crudités (carottes, radis...), légumes cuits, salades vertes, salades composées, gratins, potages. Sur la table, disposez un plat de légumes verts et un autre de féculents que vous mélangerez dans l'assiette.

Idée pratique n° 7 : les légumes ne sont pas très rassasiants. Pour éviter de céder au grignotage, mariez-les avec des féculents : pâtes, riz, pommes de terre, légumes secs, semoule, pain... La digestion sera plus longue et la faim retardée. Mais attention aux sauces qui les accompagnent.

Manger équilibré au restaurant

Il est vain de décrier les restaurants, les pizzerias, les cafétérias, les traiteurs asiatiques ou la restauration d'entreprise, puisque nous n'avons pas le choix. L'idée générale de cette rubrique est d'essayer de limiter les dégâts. Tout comme les sandwichs, les repas au restaurant peuvent parfaitement s'intégrer dans le cadre d'une alimentation équilibrée.

Les grands principes...

• Mangez si possible des légumes et au moins 1 fruit au cours du repas.

• Pour les entrées, choisissez de préférence des crudités, une salade verte ou une salade composée. Les quiches, pizzas et tartes aux légumes ainsi que les assiettes de charcuteries seront consommées de façon très ponctuelle.

• Si vous souhaitez perdre du poids ou que vous essayez de ne pas en reprendre, demandez que la vinaigrette soit servie à part et n'en prenez pas plus que 1 à 2 cuillerées à soupe.

• Préférez le jambon cru (dégraissé) et le jambon blanc (dégraissé) aux assiettes de charcuteries.

• Mangez au moins 1 fruit au cours du repas, en entrée (pamplemousse, melon ou pastèque, par exemple) ou au dessert. À la fin du repas, pensez aux salades de fruits, aux sorbets, au fromage blanc accompagné de son coulis.

• Si vous êtes adepte des légumes verts, demandez-en une bonne assiette pour être rassasié(e). Si vous préférez les féculents, faites un compromis en les mangeant avec une quantité équivalente de légumes.

• Dans une pizzeria, ajoutez le moins d'huile possible sur votre pizza. Choisissez les préparations aux légumes et celles qui comportent peu de fromage et de charcuteries.

• Vous faites la queue à la cafétéria et vous lorgnez sur les pâtisseries ou les charcuteries ? Normal : vous avez (très) faim. En attendant de vous asseoir, vengez-vous sur un morceau de pain ou mangez votre fruit.

• Prenez 1 fruit supplémentaire pour le creux de l'après-midi ou pour votre trajet.

L'art de bien choisir ses sandwichs

Le midi, vous mangez (presque) systématiquement un sandwich : il n'y a pas de quoi culpabiliser. L'équilibre nutritionnel se construit sur une journée et non sur un seul repas. Manger un sandwich plusieurs fois par semaine est tout à fait compatible avec une alimentation équilibrée. Voici quelques trucs et astuces pour ne pas vous laisser déborder :

Une formule équilibrée : 1 sandwich + 1 laitage + 1 fruit

Pour compléter votre sandwich, mangez 1 laitage peu gras (yaourt ou fromage blanc à 20 % de matières grasses...) et 1 fruit ou 1 compote (n'oubliez pas de prendre une petite cuillère le matin ou achetez des couverts en plastique que vous stockerez dans un des tiroirs de votre bureau). Si le fruit est de trop au repas, mangez-le dans l'après-midi.

Choisir ses sandwichs

• **Le choix du pain :** le pain complet ou à l'ancienne, le pain bis, le pain aux céréales, le pain au son sont riches en fibres, qui ont un effet rassasiant – la digestion est ralentie et la faim revient moins vite. Ces pains se reconnaissent à leur mie foncée.

• **Les garnitures :** optez de préférence pour le poulet, la dinde, le thon, le saumon, le surimi, les œufs ou le jambon (beaucoup moins gras que les pâtés, rillettes et autres charcuteries). Essayez si possible qu'il y ait aussi des légumes (crudités, salade, cornichons). Si votre sandwich contient du fromage, au repas suivant, prenez au dessert 1 laitage moins gras que du fromage (yaourt au lait entier, fromage blanc à 20 % de matières grasses...).

• **Pour donner du goût :** mayonnaise ou beurre ? Ces deux aliments sont aussi gras. Pensez à alterner. Vous pouvez aussi opter pour le ketchup ou la moutarde, qui ne comportent pas de lipides.

• **Les kebabs et autres sandwiches à base de frites sont ultra-gras :** les frites sont grasses, la sauce est grasse, la viande est grasse... Bref, faites-vous plaisir une fois de temps en temps si vous adorez les kebabs mais évitez à tout prix d'en faire votre déjeuner quotidien.

• **Le soir, veillez à rétablir l'équilibre alimentaire :** si votre sandwich comportait du fromage, privilégiez les laitages moins gras (yaourt nature, yaourt allégé aux fruits, fromage blanc à 20 % de matières grasses...).

Réduire sa consommation d'alcool

L'*alcool* est synonyme de « convivialité », de « plaisir » et de « bonne chère ». L'idée de devoir réduire sa consommation est souvent perçue comme une privation. Les effets de l'alcool sur le poids sont méconnus du grand public, peu médiatisés et très sous-estimés. Presque aussi énergétique que les matières grasses, il est fréquemment responsable de la prise de quelques kilos. Dans l'organisme, une partie est perdue sous forme de chaleur. Le reste est transformé en graisses. Facilement stockées dans le tissu adipeux, ces graisses peuvent favoriser une prise de poids.

Les boissons alcoolisées

• Vin rouge, vin blanc, vin rosé, champagne.
• Bières (les bières sans alcool contiennent un peu de sucre mais pas ou très peu d'alcool) et cidre.
• Martini, muscat, Suze, porto, apéritifs anisés et tous les vins cuits.
• Alcools forts : whisky, vodka, gin, rhum, etc.
• Cocktails de fruits alcoolisés.
• Mélanges d'alcool et de soda.
• Digestifs (poire, mirabelle, crème de whisky, cognac, armagnac, calvados, eaux-de-vie, etc.).

Sachez que 1 g d'alcool apporte 7 kcal et que 1 g de lipides en apporte 9. Alcools et graisses sont presque aussi caloriques. Sachez aussi que les mélanges (alcool et soda, par exemple) sont encore plus caloriques : assez sucrées, ces boissons masquent le goût de l'alcool et le sucre accentue la soif, donc la consommation.

Quelques astuces pour réduire sa consommation d'alcool

Commerciaux, directeurs d'entreprises, hommes ou femmes d'affaires, vous fréquentez les restaurants pour des raisons professionnelles et l'alcool s'intègre naturellement au repas. Règles commerciales obligent, il est parfois difficile de refuser d'accompagner un client. Un repas d'affaires doit se dérouler dans les meilleures conditions possibles. Vous souhaitez pourtant boire moins d'alcool. Alors, comment opérer pour échapper à la surconsommation ? Si vous prenez un apéritif, buvez-le lentement, par petites gorgées. Quand le vin arrive, essayez de faire durer 1 verre pour tout le repas. Entre chaque gorgée, reposez le verre sur la table et espacez les gorgées.

Vous n'êtes pas soumis(e) aux contraintes des repas d'affaires mais vous aimez le vin. Comment vous réfréner ? Les restaurants proposent des vins de qualité au verre. À vous de le faire durer tout au long du repas.

Vous pouvez aussi choisir des apéritifs sans alcool.

- Les jus de légumes s'intègrent bien à l'apéritif.
- La bière sans alcool et les apéritifs anisés sans alcool. Mais attention ! l'absence d'alcool est compensée par un enrichissement en sucre. Limitez-vous à 2 apéritifs de ce type.
- Demandez 1 eau gazeuse avec 1 rondelle de citron : c'est très commun, donc passe-partout...
- Prenez 1 sirop à l'eau. Si vous faites attention à votre poids, faites diviser la quantité de sirop de moitié.
- Les sodas *light* contiennent de l'aspartame.
- Les thés froids en bouteille sont aussi riches en sucre que les sodas. Il existe cependant des versions à l'aspartame.
- Les jus et nectars de fruits offrent un grand choix, mais n'oubliez pas qu'ils sont sucrés et qu'ils peuvent vous faire grossir.

En consultation diététique, deux questions sont posées presque systématiquement :

• *L'alcool protège-t-il les artères ?*

Réponse de Normand : « Oui et non ! »

Oui – peut-être : des études ont montré que le fait de consommer 1 verre de vin par jour aurait un rôle protecteur sur le plan cardiovasculaire. Cet effet de protection pourrait être lié à une augmentation du bon cholestérol (cholestérol HDL) et/ou à l'action des tannins du vin (ou d'autres molécules regroupées sous le nom de « polyphénols »). Mais des incertitudes demeurent sur cet effet protecteur ; il est donc dangereux d'être affirmatif.

Non : la consommation d'alcool accentue les risques de cancers (intestins, œsophage, estomac, langue...). En France, on estime qu'il y aurait 2 millions de buveurs dépendant et 4 millions de buveurs excessifs. Alors, même si l'on parvient à démontrer que l'alcool protège les artères, on ne peut encourager sa consommation étant donné les autres risques pour la santé.

• *Y a-t-il des quantités d'alcool conseillées ?*

On sait que le risque de cancer est augmenté chez l'homme qui boit plus de 3 verres d'alcool par jour (contre 2 verres pour une femme). Dans tous les cas, on déconseille de boire des quantités supérieures à celles-ci. Et pour les personnes qui veulent perdre du poids, on recommande de limiter autant que possible la consommation d'alcool : par son apport énergétique, il peut empêcher l'amaigrissement.

Choisir ses boissons

Chaque jour, nous perdons environ 2 à 2,5 l d'eau :

• par les urines : 1,5 l (+ ou –) ;

• par la respiration : 900 ml ;

• par la transpiration : variable en fonction du climat, de l'activité physique ;

• par les selles : 150 ml.

Nos apports quotidiens en eau doivent donc atteindre 2 à 2,5 l :

- par l'eau des aliments : 800 ml à 1 l ;
- par l'eau que nous fabriquons : environ 300 ml ;
- par les boissons et autres liquides : 1,5 à 2 l.

Voilà pourquoi il est écrit partout qu'il faut boire au moins 1,5 l par jour. Toutes les boissons ne sont pas équivalentes. L'eau reste cependant indispensable et doit être privilégiée. Celle du robinet peut être bue sans problème ; c'est d'ailleurs la moins coûteuse du marché.

Certaines marques véhiculent l'idée que, pour maigrir, il faut boire leur eau minérale. Mais aucune eau n'a une telle vertu. Boire est essentiel pour éliminer les toxines liées à l'amaigrissement. La perte de graisses corporelles s'accompagne aussi d'une fonte musculaire et les déchets qui en résultent sont plus facilement évacués lorsque l'hydratation est suffisante tout au long de la journée. En outre, l'eau remplit l'estomac et limite les sensations de faim et les fringales entre les repas. C'est pourquoi il est nécessaire de boire tous les jours entre 1,5 à 2 l d'eau. En phase d'amaigrissement, privilégier les eaux fortement minéralisées, en particulier en magnésium, calcium et potassium, permet d'assurer un apport de ces minéraux qui peuvent manquer dans l'alimentation (par exemple, Hépar™ ou Talians™, Contrex™). L'idéal est d'alterner entre les eaux minérales, de source et du robinet.

Toutes les eaux minérales et de source aromatisées contiennent un ajout de sucre pour masquer l'amertume du fruit (citron, orange...). Le taux de sucre varie énormément d'une marque à l'autre. Il est impossible de dresser une liste exhaustive car de nouveaux produits apparaissent tous les jours sur le marché. La lecture des étiquettes vous fournira toutes les informations nutritionnelles pour faire un choix judicieux. Regardez le taux de glucides (sucres) total : s'il dépasse 2 g pour 100 ml (ou 20 g/l), il peut être considéré comme élevé.

Voici deux exemples pris en supermarchés qui aideront à mieux choisir :

1re marque eau minérale aromatisée aux fruits	**2nde marque eau minérale aromatisée aux fruits**
Taux de sucre pour 100 ml = 1,5 g	Taux de sucre pour 100 ml = 5 g
Si vous buvez 1 l de cette marque, vous ingérez l'équivalent de 3 morceaux de sucre n° 4 – ce qui est largement acceptable.	En buvant 1 l de cette eau, vous ingérez l'équivalent de 10 morceaux de sucre n° 4 (50 g).

Les jus de fruits et assimilés

• Optez de préférence pour les jus de fruits « sans adjonction de sucre » ou « sans sucre ajouté ». Ces deux mentions figurent sur les emballages. Ces jus contiennent du sucre naturel : celui du fruit. En moyenne, 1 verre de 150 ml de ce type de produit apporte autant de sucre qu'une portion du même fruit.

• Les nectars de fruits : les industriels ajoutent du sucre en plus de celui du fruit. Le taux de sucre total peut être beaucoup plus élevé que celui d'un jus de fruits frais ou d'un jus « sans sucre ajouté ».

• Si 1 verre de jus de fruits frais ou « sans adjonction de sucre » peut remplacer 1 fruit, le jus ne contient plus de fibres alimentaires et son effet sur la satiété est diminué. En conséquence, on privilégiera toujours le fruit à son équivalent en jus.

Les sodas

• Sachez que 1 l de soda (cola, à l'orange...) contient en moyenne 100 g de sucre, soit l'équivalent de 20 morceaux de sucre n° 4. Une erreur assez commune consiste à remplacer 1 soda par du jus de fruits pressés ou « sans sucre ajouté ». Or, il y a autant de sucre dans ce jus de fruits que dans 1 soda.

• Des versions *light* ou « allégées en sucre » existent depuis longtemps. Le sucre est remplacé par de l'aspartame ou un autre édulcorant. Ces boissons allégées peuvent être consommées car la plupart ont un taux de glucides total très bas, voire négligeable.

• Les sirops de fruits sont très sucrés – on en déconseille la consommation. En revanche, une infime quantité peut être ajoutée pour aromatiser l'eau. Il existe des extraits de fruits à diluer (jus de citron pressé non sucré).

Un mot sur le sel [1]

Le sel ne fait ni maigrir ni grossir. Or, il n'est pas rare d'entendre en consultation qu'une des premières mesures prises pour amorcer une perte de poids est l'élimination du sel. Le sel est un exhausteur de goût. Le supprimer, c'est se condamner à une alimentation fade, insipide et triste. Si nous prenons du poids, c'est parce que notre mode de vie est inadapté à notre alimentation quotidienne : nous mangeons trop gras et nous ne nous dépensons pas assez pour éliminer les excès journaliers. De plus, exclure le sel sans avis médical, c'est s'exposer à une insuffisance, voire à une carence en sodium, qui risque de mettre en danger sa santé.

S'il est pourtant bien démontré que manger moins salé est bénéfique en termes de prévention cardio-vasculaire, il convient avant tout de dresser des priorités nutritionnelles, en hiérarchisant les actions ayant le plus d'impact sur le tissu adipeux. Le sel est certes une priorité de santé publique, mais sa réduction viendra après les points évoqués auparavant : réduction des aliments les plus gras, de l'alcool, choix judicieux des glucides... Chaque chose en son temps !

Décrypter l'étiquetage nutritionnel

On peut les décrier, mais les plats cuisinés ou semi-élaborés se sont bien intégrés à notre quotidien. En surgelés, en conserve, frais ou préparés par un traiteur, ces produits correspondent à notre société actuelle dans laquelle la gestion du temps est au cœur des préoccupations quotidiennes. La majorité d'entre nous ne réclame-t-elle pas des solutions culinaires pour pallier cette sensation (illusoire ?) de manque de temps ? Voilà pourquoi, depuis quelques années, des centaines de nouveaux produits apparaissent sans cesse, mêlant des emballages attractifs (donc vendeurs) et des allégations « santé » : aliments *light*, allégés, fonctionnels, diététiques... Si les valeurs nutritionnelles figurent de plus en plus sur les emballages,

---

1. Pour des conseils permettant de manger moins salé, se référer à l'ouvrage de C. Gouesmel et C. Pinson, *130 recettes sans sel*, Marabout, 2006.

qui sait véritablement les interpréter ? Quelles que soient les teneurs en lipides des légumes surgelés, aux yeux des consommateurs ils restent des légumes. Et les messages de santé ne cessent de le rabâcher : il faut manger des légumes ! Peu d'entre nous lisent tous les emballages et la plupart se fient à la dénomination du produit. Le problème est que marketing et nutrition font rarement bon ménage : un titre alléchant et des couleurs fleuries masquent souvent une teneur en lipides élevée. Pour y voir plus clair, voici quelques repères simples :

1er repère : la liste des ingrédients. Obligatoire, elle mentionne tous les ingrédients présents dans le produit, y compris les corps gras (huile, beurre, margarine...). Étant donné la richesse de notre alimentation en matières grasses, il est essentiel de rechercher dans cette liste les aliments qui en comportent afin d'écarter les plus nocifs. La seconde étape vise à déterminer la quantité de lipides qu'ils contiennent, l'objectif étant de savoir si l'aliment convient ou non. Pour cela, la référence reste la lecture des valeurs nutritionnelles.

2nd repère : les valeurs nutritionnelles (protides, lipides, glucides...). Leur mention n'est (malheureusement) pas obligatoire. Là encore, le paramètre essentiel à prendre en compte est la teneur en lipides (graisses).

• Pour les entrées assaisonnées (carottes râpées, salades composées, betterave) :
teneur en lipides = moins de 10 g pour 100 g d'aliment

• Pour les plats comportant de la viande ou du poisson et un accompagnement :
teneur en lipides = moins de 10 g pour 100 g d'aliment

• Pour les plats à base de légumes (poêlées, galets, galettes de légumes, épinards à la crème) :
teneur en lipides = moins de 5 g pour 100 g d'aliment (la liste des ingrédients ne doit pas mentionner la présence de graisses – sauf pour les épinards à la crème)

• Pour les potages et soupes en briques ou déshydratés :
teneur en lipides = moins de 5 g pour 100 ml

• Pour les viandes, poissons ou équivalents (surimi, jambon de dinde ou de poulet) :
teneur en lipides = moins de 10 g pour 100 g d'aliment

• Pour les charcuteries :
teneur en lipides = moins de 10 g pour 100 g d'aliment

• Pour les plats à base de friture (pommes de terre rissolées ou noisettes, frites, poisson pané, « cordon bleu », escalope panée...) :
Ces produits sont de vrais concentrés de lipides. Ils sont difficilement incorporables à une alimentation équilibrée.

• Pour les quiches, pizzas et autres tartes :
teneur en lipides = moins de 10 g pour 100 g d'aliment

• Pour les céréales du petit déjeuner :
La teneur en lipides varie de 0 à 30 g pour 100 g d'aliment
Certaines marques contiennent de l'huile ajoutée, souvent peu chère pour l'industriel et de mauvaise qualité pour le consommateur. D'autres comportent des fruits oléagineux (noix, amandes, noisettes...), certes gras, mais nutritionnellement intéressants pour la qualité de leurs graisses et leurs apports naturels en vitamine E et en minéraux. En conséquence, on optera pour les céréales ne comprenant pas de graisses ajoutées (vérifiez la liste des ingrédients) et dont le taux de lipides est inférieur à 10 g pour 100 g d'aliment.

• Pour les biscuits :
teneur en lipides = moins de 10 g pour 100 g d'aliment

Ces recommandations ont pour but de vous aiguiller. En les prenant en compte et en les respectant, vous réduirez considérablement les choix d'aliments offerts. Mais si le surpoids et l'obésité ne cessent de croître, c'est aussi parce que bon nombre de ces produits ne conviennent pas à notre mode de vie actuel.

Les produits allégés ne font pas maigrir !

Des produits allégés sont toujours utiles à condition de ne pas en consommer à volonté. Car ces aliments ne font pas maigrir. Leur but est de vous aider à perdre du poids ou à ne pas en (re)prendre. Ceux qui présentent le plus d'intérêt sont les produits allégés en lipides. Ils doivent se substituer à leurs homologues plus gras et non s'y ajouter.

Décrypter les étiquettes

- « Allégé » a une définition légale. Dans ce cas, sur le produit doit figurer obligatoirement la proportion de l'allégement en graisses ou en saccharose.
- « *Light* » ou « *Diet* » ne répond à aucune définition réglementée. Cette dénomination peut être collée sur n'importe quel aliment.
- Les produits étiquetés « Diététique » sont destinés à une population particulière : diabétiques, sportifs...

En aucun cas ces aliments ne font maigrir !

Manger deux fois plus d'un aliment allégé en pensant que cela ne peut pas être mauvais pour la santé est un leurre. Les chips allégées, le saucisson pauvre en matières grasses, le chocolat *light*, la crème fraîche à 15 % de lipides, les fromages à 20 ou 30 % de graisses restent toujours des aliments gras. C'est leur utilisation en faible quantité qui les rend intéressant. En abuser leur ôte tout intérêt nutritionnel.

Conclusion

- S'il s'agit de les utiliser comme prétexte à un laisser-aller général, leur utilisation les rend néfaste et leur intérêt nul !
- Oui aux allégés (en particulier en matières grasses) à condition de ne pas en abuser.

Claire Pinson a intégré avec mesure et intelligence quelques produits allégés dans ses recettes pour composer des plats à la fois peu énergétiques, peu gras et savoureux.

Pour ou contre les substituts de repas ?

Les substituts de repas sont destinés à remplacer un des repas principaux. Ils répondent à une législation précise selon laquelle ils doivent couvrir une grande partie des besoins journaliers en vitamines, minéraux et autres nutriments. Vendus en pharmacie ou aux rayons diététiques des supermarchés, ils ne sont pas totalement à écarter. Ils peuvent en effet s'intégrer dans une alimentation équilibrée sous plusieurs conditions :

- leur consommation doit être ponctuelle car ce sont des aliments de dépannage (repas sur le pouce, déplacements) ;
- s'ils remplacent le plat principal, il faut compléter le repas par 1 laitage, 1 fruit et un peu de pain (pour prolonger la satiété). Le repas suivant devra contenir des légumes crus et/ou cuits (potage, salade, etc.) ;
- si vous avez faim entre deux repas, prenez 1 laitage supplémentaire (allégé en lipides) ou 1 autre fruit au repas suivant ou augmentez les quantités de pain. Vous pouvez aussi faire une collation avec 1 fruit et 1 laitage peu gras ;
- considérez les substituts de repas comme des produits occasionnels car leur texture molle (potage, milk-shake) et leurs goûts peu variés lassent vite.

Car nous mangeons aussi par plaisir. Ce plaisir est physiologique. Son absence à moyen terme est vecteur d'ennui, de frustration, de tristesse. Se nourrir de pilules est le rêve de certains pour qui manger est une contrainte. Si les substituts de repas se rapprochent de ces pilules, ils excluent tout échange et toute convivialité. Très vite, ils se révéleront lassants et les anciennes habitudes reviendront au galop, les kilos perdus avec... Ces produits sont donc à utiliser avec parcimonie, en dépannage, et ne doivent surtout pas constituer la base d'une alimentation régulière sous peine de carence nutritionnelle.

Livres et articles consultés

La rédaction de la partie diététique a fait l'objet de la consultation des livres et articles suivants :

G. Apfeldorfer, *Je mange, donc je suis : surpoids et troubles du comportement alimentaire*, éd. Payot, 1991.

G. Apfeldorfer, *Maigrir, c'est dans la tête*, éd. Odile Jacob, 2004.

M. Duclos et coll., « Dossier : la masse grasse de la femme sportive », *in Nutrition, diabète et facteurs de risque*, novembre 2005, vol. 3, n° 21.

P. Dukan, *Dictionnaire de diététique et de nutrition*, éd. Le Cherche-Midi/Le Livre de Poche, 1998.

A. Martin (coordonnateur général), *Apports nutritionnels conseillés pour la population française*, 3e édition, éd. Tec et Doc, 2001.

S. Monette, *Dictionnaire des aliments*, éd. Québec/Amérique, Le Livre de Poche, 1996.

A. Tchernof, « La ménopause : son impact sur la distribution des graisses » et « Inflammation à la ménopause : un facteur de risque des maladies cardio-vasculaires », *in Nutrition et facteurs de risque*, septembre 2005, vol. 3, n° 19.

Programme national Nutrition Santé – PNNS 1 (2001-2005) et Programme national Nutrition Santé – PNNS 2 (2006-2010), consultables sur www.sante.gouv.fr (rapports complets et détaillés téléchargeables).

Agence française de sécurité sanitaire des aliments (AFSSA) : www.afssa.fr. Cet organisme met à la disposition du grand public des rapports complets très documentés et téléchargeables sur de nombreux sujets en lien avec la nutrition humaine. Ces dossiers sont des références incontournables.

Recettes de printemps

TAPAS ET AMUSE-GUEULE

Tortilla aux deux poivrons et aux oignons

Préparation : 15 minutes
Cuisson : 25 minutes

Pour 4 personnes

8 œufs
4 cuillerées à soupe de lait demi-écrémé
1 poivron vert
1 poivron rouge
4 gousses d'ail
1 échalote
1 cuillerée à café de paprika
1 demi-cuillerée à café de piment de Cayenne
1 cuillerée à soupe d'huile d'olive
Sel, poivre

Préchauffez le four à 180 °C.

Nettoyez les poivrons, épépinez-les et détaillez-les en dés. Pelez et hachez l'échalote ; pelez et écrasez l'ail.

Dans une poêle, faites revenir ces légumes avec le paprika et le piment de Cayenne pendant 5 minutes. Salez et poivrez légèrement.

Dans une jatte, battez les œufs en omelette avec le lait. Disposez les légumes cuits dans un moule à manqué antiadhésif. Versez les œufs battus dessus. Faites cuire au four 25 minutes environ.

Quand la tortilla est cuite, laissez-la refroidir légèrement avant de la découper en cubes. Disposez sur un plat avec des piques et servez.

Apports nutritionnels pour 1 portion

Énergie : 240 kcal
Protides : 17 g
Lipides : 16 g
Glucides : 6 g

Crevettes à l'ail et au basilic

Préparation : 10 minutes
Cuisson : 3 minutes

Pour 4 personnes

16 gambas crues décortiquées
1 piment doux
2 gousses d'ail
1 bouquet de basilic
1 cuillerée à soupe d'huile d'olive
Sel, poivre

Découpez le piment doux en rondelles. Pelez et écrasez l'ail. Lavez et ciselez finement le basilic.

Faites chauffer l'huile dans une poêle. Quand elle est chaude, jetez-y les gambas, laissez cuire 1 minute, ajoutez le piment, l'ail et le basilic. Salez et poivrez.

Prolongez la cuisson 2 minutes et servez sans attendre avec des piques.

Apports nutritionnels pour 1 portion

Énergie : 110 kcal
Protides : 19 g
Lipides : 4 g
Glucides : 1 g

Boulettes de bœuf à la tomate

Préparation : 20 minutes
Cuisson : 30 minutes

Pour 4 personnes

500 g de viande de bœuf maigre hachée
1 tranche de pain complet
10 cl de lait écrémé
1 belle tomate bien mûre
1 oignon
4 gousses d'ail
1 petit bouquet de persil
4 cuillerées à soupe de coulis de tomates
1 œuf entier
15 cl de vin blanc sec
3 cuillerées à soupe d'huile d'olive
Sel, poivre

Faites tremper le pain dans le lait.
Découpez la tomate en dés. Pelez et hachez l'oignon. Pelez et écrasez l'ail. Lavez, essuyez et ciselez le persil.
Égouttez bien le pain. Incorporez intimement la mie à la viande de bœuf hachée. Ajoutez les autres ingrédients, à l'exception des dés de tomate, du coulis, du vin blanc et de l'huile d'olive. Confectionnez des boulettes avec les mains.
Versez l'huile dans une poêle. Quand elle est chaude, jetez-y les boulettes et faites-les dorer sur toutes les faces pendant 5 minutes. Ajoutez le coulis de tomates et le vin blanc. Salez et poivrez.
Prolongez la cuisson 5 minutes, saupoudrez de persil frais. Disposez dans une jatte avec les dés de tomate fraîche et servez avec des piques.

Apports nutritionnels pour 1 portion

Énergie : 350 kcal
Protides : 31 g
Lipides : 18 g
Glucides : 14 g

Haricots verts aux olives

Préparation : 10 minutes
Cuisson : 15 minutes
Réfrigération : 2 heures

Pour 4 personnes
400 g de haricots verts ou surgelés
50 g d'olives noires dénoyautées
1 belle tomate bien mûre
1 petit oignon
2 gousses d'ail
1 cuillerée à soupe d'huile d'olive
Sel, poivre

Équeutez les haricots verts si nécessaire et faites-les cuire à la vapeur. Ils doivent rester un peu fermes.
Découpez les olives en quatre. Détaillez la tomate en dés. Pelez et hachez l'oignon, pelez et écrasez l'ail.
Faites sauter les haricots verts dans une poêle à l'huile d'olive, avec l'oignon et l'ail. Salez et poivrez.
Mélangez dans un saladier la tomate et les olives. Ajoutez les haricots tièdes et placez au frais 2 heures au moins. Servez avec des piques.

Apports nutritionnels pour 1 portion

Énergie : 105 kcal
Protides : 3,5 g
Lipides : 6 g
Glucides : 8 g

Salades et entrées froides

Salade de pourpier à l'avocat et au chou chinois

Préparation : 20 minutes
Pas de cuisson

Pour 4 personnes

1 botte de pourpier (marchands des 4 saisons ou marchés)
1 demi-chou chinois
1 avocat
6 champignons de Paris frais
12 radis

Pour la vinaigrette

3 cuillerées à soupe d'huile de colza
1 cuillerée à soupe de vinaigre balsamique
1 demi-cuillerée à soupe de moutarde à l'ancienne
1 échalote
1 petite cuiller de câpres
1 demi-cuillerée à café de paprika
Sel, poivre

Nettoyez les feuilles de pourpier et ôtez l'extrémité des queues. Découpez le chou chinois en rondelles, recoupez chaque rondelle en quatre, éparpillez les feuilles. Coupez l'avocat en deux, ôtez le noyau, prélevez de petites billes de chair avec une petite cuiller. Nettoyez les champignons et détaillez-les en lamelles ; lavez les radis et découpez-les en rondelles.
Placez le tout dans un saladier.
La vinaigrette. Placez l'huile, le vinaigre, la moutarde dans une jatte, salez et poivrez. Battez à l'aide d'une fourchette. Ajoutez l'échalote hachée menue, les câpres, mélangez bien.
Versez la sauce sur la salade. Mélangez bien. Saupoudrez de paprika et servez.

Apports nutritionnels pour 1 portion

Énergie : 175 kcal
Protides : 3,5 g
Lipides : 16 g
Glucides : 3,5 g

Salade de céleri à la poire

Préparation : 20 minutes
Pas de cuisson

Pour 4 personnes
1 petite branche de céleri
250 g de céleri-rave
250 g de carottes
50 g de feta allégée
1 poire
1 citron
1 petit bouquet de persil

Pour la sauce
1 yaourt bulgare à 0 % de matières grasses
1 cuillerée à café de moutarde à l'estragon
1 cuillerée à soupe de vinaigre de framboise
Sel, poivre

Hachez la branche de céleri. Pelez le céleri-rave, râpez-le finement, puis arrosez-le de jus de citron. Procédez de la même manière pour les carottes.
Pelez la poire, détaillez-la en lamelles, arrosez celles-ci de quelques gouttes de jus de citron afin qu'elles ne noircissent pas.
Découpez la feta en dés. Placez tous les ingrédients dans un saladier. Mélangez le tout.
La sauce. Dans un bol, mélangez la moutarde à l'estragon, le yaourt bulgare, le vinaigre de framboise, salez et poivrez, battez le tout.
Versez cette sauce sur la salade. Saupoudrez de persil frais ou haché et servez.

Apports nutritionnels pour 1 portion

Énergie : 80 kcal
Protides : 6,5 g
Lipides : 2 g
Glucides : 10 g

Salade aux pommes et aux crevettes

Préparation : 15 minutes
Cuisson : 3 minutes

Pour 4 personnes
125 g de crevettes crues décortiquées
1 laitue
2 pommes (type granny smith)
1 cuillerée à café de racine de gingembre râpée
Le jus de 1 demi-citron
1 cuillerée à soupe d'huile d'olive
2 gousses d'ail

Pour la sauce
1 cuillerée à café de vinaigre de cidre
3 cuillerées à café d'huile de noix
1 cuillerée à soupe de crème fraîche allégée à 5 % de matières grasses
Sel, poivre

Lavez et essorez la laitue. Ciselez les feuilles. Placez-les dans un saladier. Lavez la pomme, ôtez le trognon et les pépins, détaillez le fruit en lamelles. Placez ces dernières sur la laitue et arrosez-les de jus de citron pour qu'elles ne noircissent pas.
Faites chauffer l'huile dans un wok ou une poêle antiadhésive. Quand elle commence à fumer, jetez-y les crevettes, le gingembre et l'ail pelé et écrasé. Faites cuire 3 minutes. Déposez les crevettes tièdes sur la salade.
La sauce. Dans une jatte, versez le vinaigre de cidre et l'huile de noix. Ajoutez la crème fraîche, salez et poivrez. Battez le tout avec une fourchette.
Versez la sauce sur la salade. Mélangez et servez sans attendre.

Apports nutritionnels pour 1 portion

Énergie : 180 kcal
Protides : 7 g
Lipides : 11 g
Glucides : 13 g

Salade d'asperges au fenouil

Préparation : 10 minutes
Pas de cuisson

Pour 4 personnes
100 g de jambon de Parme dégraissé
2 bocaux de pointes d'asperges cuites de 110 g chacun
3 endives
2 pommes de terre à chair ferme cuites
4 cuillerées à soupe de feuilles de fenouil hachées

Pour la sauce
3 cuillerées à soupe d'huile de colza
1 cuillerée à soupe de moutarde forte
1 cuillerée à café de crème fraîche
1 pincée de cumin moulu
Sel, poivre

Détaillez le jambon de Parme en lamelles. Rincez et égouttez les asperges. Coupez les endives en quatre, puis en tronçons. Découpez les pommes de terre en dés.
Répartissez les endives sur quatre assiettes. Procédez de même pour les pommes de terre et les asperges, saupoudrez de fenouil haché. Décorez de lamelles de jambon de Parme.
La sauce. Dans une jatte, versez l'huile de colza, la moutarde, la crème fraîche et le cumin. Salez et poivrez. Battez le tout avec une fourchette.
Versez cette sauce sur la salade. Servez sans attendre.

Apports nutritionnels pour 1 portion

Énergie : 280 kcal
Protides : 10 g
Lipides : 17 g
Glucides : 11 g

Salade de haricots verts aux dés de cabillaud marinés

Préparation : 10 minutes
Cuisson : 15 minutes

Pour 4 personnes

150 g de cabillaud
400 g de haricots verts ou surgelés
2 petites tomates bien mûres
1 cuillerée à soupe de sauce de soja
2 cuillerées à soupe de saké
1 demi-cuillerée à café de curcuma
1 cuillerée à café d'huile de sésame
20 feuilles de coriandre

Pour la sauce

3 cuillerées à soupe d'huile d'olive
1 cuillerée à soupe de vinaigre balsamique
1 demi-échalote hachée
Sel, poivre

Découpez le cabillaud en dés. Placez-le dans une jatte avec la sauce de soja, le saké et le curcuma. Laissez mariner.

Pendant ce temps, équeutez les haricots et coupez-les en petits tronçons avant de les faire cuire. Pelez les tomates, détaillez-les en dés. Égouttez les haricots et réservez.

Versez l'huile de sésame dans un wok. Quand elle est chaude, jetez-y les dés de cabillaud et faites cuire rapidement sur toutes les faces.

Mélangez dans un saladier les haricots, les dés de tomates et le cabillaud.

La sauce. Dans une jatte, versez l'huile d'olive. Ajoutez le vinaigre balsamique, l'échalote hachée, salez et poivrez.

Arrosez la salade de sauce. Saupoudrez de coriandre fraîche hachée et servez.

Apports nutritionnels pour 1 portion

Énergie : 175 kcal
Protides : 10 g
Lipides : 13 g
Glucides : 6 g

ENTRÉES CHAUDES, QUICHES, CAKES

Tarte au fenouil

Préparation : 15 minutes
Cuisson : 35 minutes

Pour 4 personnes

1 rouleau de pâte à tarte toute faite ou maison (mélanger 200 g de farine de blé et 10 cl d'huile d'olive avec du sel, laisser reposer au frais 1 heure)
4 bulbes de fenouil
15 cl de vin blanc sec
5 œufs
2 yaourts bulgares à 0 % de matières grasses
4 cuillerées à soupe de moutarde à l'ancienne
3 cuillerées à soupe de parmesan
1 demi-cuillerée à café de cumin moulu
1 cuillerée à soupe d'huile d'olive
Sel, poivre

Jetez les feuilles dures qui entourent les bulbes de fenouil et découpez ces derniers en dés.
Faites chauffer l'huile dans une poêle. Jetez-y les dés de fenouil. Faites cuire à feu vif 2 minutes sans cesser de remuer. Mouillez au vin blanc. Baissez le feu, couvrez et laissez cuire 20 minutes à feu très doux.
Préchauffez le four à 160 °C.
Dans une jatte, battez les œufs entiers avec les yaourts, la moutarde, le parmesan, le cumin, le sel et le poivre.
Abaissez la pâte au rouleau et placez-la dans un moule antiadhésif (ou déroulez la pâte toute faite dans un moule). Placez le fenouil cuit sur ce fond de tarte. Recouvrez du contenu de la jatte.
Faites cuire 35 minutes et servez chaud.

Apports nutritionnels pour 1 portion

Énergie : 530 kcal
Protides : 20 g
Lipides : 34 g
Glucides : 37 g

Cake aux pruneaux et au jambon

Préparation : 10 minutes
Cuisson : 45 minutes

Pour 6 à 8 personnes

150 g de farine de blé
1 demi-sachet de levure alsacienne
4 œufs
12,5 cl de lait écrémé
8 cl d'huile d'olive
60 g de fromage de brebis à pâte ferme râpé (etorki, ossau-iraty)
200 g de dés de jambon maigre
2 gousses d'ail
60 g de pruneaux dénoyautés
Sel, poivre

Préchauffer le four à 180 °C.
Dans une jatte, mélangez la farine et la levure. Faites un puits au centre et cassez les œufs dedans.
Faites tiédir le lait avant de le mélanger à la farine, en alternant avec l'huile d'olive. Salez et poivrez. Ajoutez le brebis râpé.
Dans une poêle antiadhésive, faites sauter brièvement les dés de jambon avec les gousses d'ail pelées et écrasées. Découpez les pruneaux en dés. Ajoutez les pruneaux et le jambon à la pâte puis versez cette dernière dans un moule à cake antiadhésif.
Faites cuire 40 minutes environ. Servez chaud ou tiède.

Apports nutritionnels pour 1 portion

Énergie : 305 kcal
Protides : 14 g
Lipides : 18 g
Glucides : 21 g

Soupes, potages et veloutés

Potage de carotte à l'orange et au gingembre

Préparation : 15 minutes
Cuisson : 40 minutes

Pour 4 personnes

1 kg de carottes
1 orange non traitée (pour pouvoir consommer le zeste)
1 l de bouillon de légumes
15 cl de lait écrémé
1 cuillerée à café de racine de gingembre râpée
1 demi-cuillerée à café de cumin en poudre
1 petit bouquet de persil
Sel, poivre

Pelez les carottes si elles sont traitées (sinon vous pouvez garder la peau) et découpez-les en rondelles.
Prélevez le zeste d'orange et hachez-le finement. Pressez l'orange et recueillez le jus.
Dans une grande casserole, faites chauffer le bouillon avant d'y jeter les carottes. Laissez cuire 30 minutes. Incorporez le zeste d'orange, le gingembre et le cumin. Salez et poivrez. Faites cuire à feu doux 5 minutes. En fin de cuisson, ajoutez le lait et le jus d'orange. Prolongez la cuisson quelques minutes.
Mixez finement pour obtenir une préparation fluide. Versez dans une soupière, parsemez de persil ciselé et servez.

Apports nutritionnels pour 1 portion

Énergie : 130 kcal
Protides : 4 g
Lipides : 2 g
Glucides : 25 g

Potage de laitue à la coriandre

Préparation : 15 minutes
Cuisson : 42 minutes

Pour 4 personnes

2 laitues
2 blancs de poireaux
4 gousses d'ail
1 bouquet de coriandre
25 cl de crème fraîche épaisse à 4 % de matières grasses
2 cuillerées à soupe d'huile d'olive
1 l de bouillon de légumes ou de poule dégraissé
Sel, poivre

Nettoyez les laitues (vous pouvez garder les feuilles un peu dures) et les poireaux que vous détaillerez en rondelles. Pelez et écrasez l'ail. Lavez et ciselez la coriandre (gardez quelques feuilles intactes pour décorer).
Versez l'huile dans une grande casserole pour y faire fondre les feuilles de laitues, les blancs de poireaux, l'ail et la coriandre. Salez et poivrez. Quand les légumes sont fondants (environ 7 minutes), versez le bouillon. Remuez. Faites cuire 35 minutes à petits bouillons.
Passez la préparation au mixeur avec la crème fraîche. Rectifiez l'assaisonnement si nécessaire. Versez dans une soupière, parsemez de feuilles de coriandre entières et servez.

Apports nutritionnels pour 1 portion

Énergie : 145 kcal
Protides : 7 g
Lipides : 10 g
Glucides : 7 g

Plats uniques et végétariens

Sauté de dinde aux petits pois et riz au quatre-épices

Préparation : 10 minutes
Marinade : 15 minutes
Cuisson : 25 minutes

Pour 4 personnes

300 g d'escalope de dinde ou de poulet
1 bol de petits pois frais ou surgelés
2 échalotes
1 cuillerée à soupe d'ail en poudre
1 cuillerée à soupe de paprika
1 cuillerée à soupe de vinaigre balsamique
25 cl de coulis de tomates
2 verres à moutarde de riz
1 cuillerée à café de quatre-épices
1 demi-cuillerée à café de racine de gingembre râpée ou en poudre
3 cuillerées à soupe d'huile d'olive
Sel, poivre

Découpez la viande en dés et mettez-la dans un saladier avec l'ail en poudre, le paprika, le vinaigre balsamique, un peu de sel et de poivre. Laissez mariner 15 minutes au frais.

Pendant ce temps, pelez et hachez les échalotes. Décongelez, le cas échéant, les petits pois au micro-ondes.

Versez dans une casserole la moitié de l'huile d'olive. Quand elle est chaude, ajoutez le quatre-épices et le gingembre. Faites cuire à feu vif 1 minute en remuant constamment. Ajoutez le riz, remuez encore 1 minute puis versez 4 verres d'eau. Continuez la cuisson en respectant le temps indiqué sur l'emballage.

Dans une poêle, versez l'huile restante. Quand elle est chaude, ajoutez la viande et les échalotes. Faites légèrement dorer la viande sur toutes les faces. Ajoutez les petits pois, le paprika et le vinaigre. Remuez. Baissez le feu. Versez le coulis de tomates. Rectifiez l'assaisonnement. Laissez cuire 15 minutes et servez avec le riz égoutté.

Apports nutritionnels pour 1 portion

Énergie : 390 kcal
Protides : 24 g
Lipides : 12 g
Glucides : 45 g

Veau à la tomate et aux pois chiches

Préparation : 10 minutes
Cuisson : 40 minutes

Pour 4 personnes

600 g de viande de veau maigre désossée et découpée en dés
2 grandes boîtes de tomates pelées et concassées
1 oignon
1 gousse d'ail
1 bouquet de basilic
100 g de pois chiches cuits
2 cuillerées à soupe d'huile d'olive
Sel, poivre

Pelez et hachez l'oignon, pelez et écrasez l'ail. Lavez, essuyez et ciselez le basilic.
Versez la moitié de l'huile d'olive dans un faitout. Quand elle est chaude, jetez-y la viande et faites-la dorer sur toutes les faces. Ajoutez l'oignon, laissez cuire 3 minutes sans cesser de remuer, puis versez les tomates en boîte. Laissez cuire à feu vif 5 minutes. Ajoutez le basilic, salez et poivrez, baissez le feu et remuez. Laissez mijoter 20 minutes.
Dans une poêle, versez le reste d'huile et réchauffez les pois chiches avec l'ail pendant 3 minutes, sans cesser de remuer. Ajoutez-les à la préparation. Mélangez et servez sans attendre.

Apports nutritionnels pour 1 portion

Énergie : 295 kcal
Protides : 35 g
Lipides : 11 g
Glucides : 13 g

Gratin de brocolis à la tomate et à la feta

Préparation : 10 minutes
Cuisson : 30 minutes

Pour 4 personnes

400 g de brocolis cuits al dente
100 g de feta
1 grande boîte de tomates concassées
2 œufs
50 cl de lait écrémé
1 cuillerée à soupe de marjolaine hachée
2 cuillerées à soupe de chapelure
Sel, poivre

Préchauffez le four à 160 °C. Découpez les brocolis cuits en lamelles. Émiettez la feta à la fourchette. Disposez les brocolis dans un plat à gratin.
Dans une jatte, mélangez les tomates pelées, les œufs entiers, le sel, le poivre, la feta et la marjolaine. Versez cette préparation sur les brocolis. Arrosez de lait. Saupoudrez de chapelure et faites cuire 30 minutes au four. Servez aussitôt.

Apports nutritionnels pour 1 portion

Énergie : 207 kcal
Protides : 16 g
Lipides : 10 g
Glucides : 13 g

VIANDES

Bœuf aux câpres et aux cornichons

Préparation : 10 minutes
Cuisson : 10 minutes

Pour 4 personnes

600 g de biftecks très maigres et bien tendres
15 cl de crème fraîche à 4 % de matières grasses
1 cuillerée à soupe de concentré de tomates
8 cornichons moyens
20 câpres
1 oignon
2 cuillerées à soupe de cognac
1 cuillerée à soupe d'huile d'olive
1 noisette de beurre
Sel, poivre

Détaillez les biftecks en lanières. Faites-les mariner dans le cognac avec un peu de sel et de poivre.
Mélangez la crème fraîche et le concentré de tomates. Détaillez les cornichons en rondelles. Pelez et hachez l'oignon.
Faites chauffer l'huile dans une poêle. Faites-y revenir l'oignon jusqu'à ce qu'il devienne transparent. Ajoutez les cornichons, les câpres et le mélange crème fraîche/concentré de tomates. Remuez et faites cuire 5 minutes.
Dans une autre poêle, faites cuire dans le beurre les lanières de bœuf, 30 secondes par face. Transférez dans l'autre poêle et remuez 15 secondes. Servez avec du riz.

Apports nutritionnels pour 1 portion

Énergie : 325 kcal
Protides : 40 g
Lipides : 15 g
Glucides : 6 g

Brochettes de dinde au fenouil

Préparation : 25 minutes
Cuisson : 20 minutes

Pour 4 personnes

800 g de blanc de dinde
2 bulbes de fenouil
20 tomates cerises
1 poivron vert
1 cuillerée à soupe d'huile d'olive
1 cuillerée à soupe de paprika
Sel, poivre

Découpez le blanc de dinde en gros dés.
Faites blanchir les bulbes de fenouil quelques minutes pour les attendrir puis détaillez-les en dés. Lavez le poivron, épépinez-le et coupez-le en carrés.
Huilez les brochettes. Enfilez alternativement les cubes de dinde, les tomates cerises et les carrés de poivron sur les brochettes. Salez et poivrez, saupoudrez de paprika et faites-les griller sur toutes les faces pendant 15 minutes environ.
Servez accompagné d'une belle laitue.

Apports nutritionnels pour 1 portion

Énergie : 265 kcal
Protides : 48 g
Lipides : 6 g
Glucides : 4 g

Poulet à la coriandre

Préparation : 10 minutes
Cuisson : 15 minutes

Pour 4 personnes

4 escalopes de poulet
1 yaourt bulgare à 0 % de matières grasses
1 petit bouquet de coriandre
1 cuillerée à café de gingembre en poudre
15 cl de vin blanc sec
1 cuillerée à soupe d'huile d'olive
Sel, poivre

Découpez les escalopes de poulet en dés et faites-les dorer à l'huile d'olive dans une cocotte. Ajoutez la coriandre et le gingembre. Salez et poivrez. Mouillez au vin blanc. Prolongez la cuisson 10 minutes à petit feu.
Ajoutez le yaourt bulgare et mélangez bien. Servez avec des pommes de terre à l'eau et des haricots verts.

Apports nutritionnels pour 1 portion

Énergie : 205 kcal
Protides : 35 g
Lipides : 6 g
Glucides : 2 g

Dés de jambon sautés aux carottes

Préparation : 10 minutes
Cuisson : 15 minutes

Pour 4 personnes
600 g de dés de jambon
4 carottes
1 petit oignon
15 cl de crème fraîche allégée
1 beau bouquet de persil
Sel, poivre

Pelez les carottes et découpez-les en dés. Faites-les cuire à la vapeur (elles doivent rester *al dente*). Pelez et hachez l'oignon.
Dans une poêle, faites suer l'oignon dans l'huile d'olive. Ajoutez les dés de carottes et de jambon, le persil haché, du sel et du poivre. Remuez. Faites cuire 5 minutes à feu moyen.
Ajoutez la crème fraîche en fin de cuisson. Remuez 1 minute et servez.

Apports nutritionnels pour 1 portion

Énergie : 145 kcal
Protides : 8 g
Lipides : 7 g
Glucides : 13 g

Poissons, coquillages et crustacés

Saumon à l'estragon

Préparation : 10 minutes
Cuisson : 10 minutes

Pour 4 personnes

4 darnes de saumon
1 poivron vert
2 tomates
1 échalote
1 branche d'estragon
1 citron
1 cuillerée à soupe d'huile d'olive
Sel, poivre

Nettoyez le poivron, épépinez-le et détaillez-le en petits cubes. Lavez les tomates et détaillez-les en gros dés. Pelez l'échalote, hachez-la finement. Lavez l'estragon et hachez-le.
Dans une cocotte, faites revenir l'échalote avec l'estragon. Ajoutez le poivron, les tomates, salez et poivrez, remuez et faites cuire à feu doux 5 minutes.
Pendant ce temps, faites dorer les darnes de saumon à l'huile d'olive dans une autre poêle. Quand elles sont cuites, disposez-les sur un plat de service. Nappez de petits légumes. Servez avec des haricots verts.

Apports nutritionnels pour 1 portion

Énergie : 355 kcal
Protides : 31 g
Lipides : 23 g
Glucides : 5 g

Cabillaud à la menthe

Préparation : 5 minutes
Cuisson : 15 minutes

Pour 4 personnes

4 darnes de cabillaud
2 cuillerées à soupe de menthe fraîche hachée
40 cl de crème fraîche à 4 % de matières grasses
2 cuillerées à soupe de jus de citron
4 cuillerées à soupe de graines de sésame
Sel, poivre

Préchauffez le four à 160 °C en position gril.
Versez la crème fraîche dans une casserole avec la menthe ciselée. Faites chauffer à feu doux pendant 5 minutes. Ajoutez le jus de citron, salez et poivrez.
Posez les darnes de cabillaud sur la plaque du four recouverte de papier aluminium. Faites cuire 10 minutes.
Pendant ce temps, faites dorer à sec les graines de sésame dans une poêle antiadhésive. Posez les darnes sur un plat. Nappez-les de sauce à la menthe, saupoudrez de graines de sésame grillées et servez sans attendre.

Apports nutritionnels pour 1 portion

Énergie : 200 kcal
Protides : 31 g
Lipides : 7,5 g
Glucides : 2,5 g

Filets d'églefin au poivre rose et à la coriandre

Préparation : 15 minutes
Marinade : 10 minutes
Cuisson : 40 minutes

Pour 4 personnes

600 g de filets d'églefin
8 pommes de terre à chair ferme moyennes cuites
15 cl de vin blanc sec
1 citron
1 échalote
1 cuillerée à café de baies de coriandre
1 cuillerée à café de baies de poivre rose
2 cuillerées à soupe d'huile d'olive
1 petit bouquet de persil
Sel, poivre

Placez les filets d'églefin dans un plat. Arrosez-les de jus de citron, ajoutez les baies de coriandre et de poivre rose et placez au frais 10 minutes.
Pelez et hachez l'échalote. Faites-la suer dans une poêle avec la moitié de l'huile. Ajoutez les pommes de terre coupées en dés. Salez et poivrez. Mouillez au vin blanc et laissez cuire 10 minutes.
Dans une autre poêle, faites revenir les filets d'églefin dans le reste d'huile d'olive, en comptant à peu près 4 minutes par face. Disposez-les dans un plat, placez les pommes de terre autour, saupoudrez de persil haché et servez.

Apports nutritionnels pour 1 portion

Énergie : 327 kcal
Protides : 30 g
Lipides : 7 g
Glucides : 35 g

Accompagnements

Riz aux pois chiches et à la cannelle

Préparation : 10 minutes
Cuisson : 20 minutes

Pour 4 personnes
250 g de riz blanc
100 g de pois chiches cuits
50 cl de bouillon de légumes
5 cl de vin blanc sec
1 demi-cuillerée à café de cannelle en poudre
2 gousses d'ail
1 petit bouquet de coriandre
1 cuillerée à soupe d'huile d'arachide
Sel, poivre

Versez l'huile dans une casserole. Quand elle est chaude, ajoutez le riz et remuez jusqu'à ce qu'il devienne transparent.
Versez le bouillon de légumes et la cannelle. Laissez cuire jusqu'à totale évaporation du liquide.
Pendant ce temps, faites chauffer les pois chiches dans une poêle antiadhésive. Ajoutez l'ail pelé et écrasé, la coriandre lavée et ciselée (gardez quelques feuilles pour décorer) et le vin blanc. Laissez cuire à petits bouillons jusqu'à évaporation du liquide.
Mélangez pois chiches et riz égoutté. Parsemez de feuilles de coriandre et servez.

Apports nutritionnels pour 1 portion

Énergie : 280 kcal
Protides : 6 g
Lipides : 4 g
Glucides : 54 g

Côtes de bettes au citron et à la marjolaine

Préparation : 15 minutes
Cuisson : 15 minutes

Pour 4 personnes

1 kg de bettes
2 cuillerées à soupe d'huile d'olive
Le jus de 1 citron
15 cl de crème fraîche à 4 % de matières grasses
1 cuillerée à soupe de marjolaine hachée
Quelques brins de ciboulette
Sel, poivre

Nettoyez les bettes et découpez les côtes en morceaux de 2 à 3 cm environ (conservez les feuilles pour un autre usage). Faites-les cuire à la vapeur dans un autocuiseur, en comptant 10 minutes à partir de la rotation de la soupape. Égouttez-les bien.

Dans un faitout, versez l'huile d'olive. Faites revenir les côtes de bettes 5 minutes à feu doux. Ajoutez en fin de cuisson le jus de citron, la crème fraîche et la marjolaine hachée. Salez et poivrez.

Parsemez de ciboulette et servez.

Apports nutritionnels pour 1 portion

Énergie : 135 kcal
Protides : 6 g
Lipides : 8,5 g
Glucides : 9 g

Poêlée d'aubergines aux olives noires

Préparation : 15 minutes
Cuisson : 25 minutes

Pour 4 personnes
3 belles aubergines
1 courgette
1 petit oignon
1 gousse d'ail
10 olives noires dénoyautées coupées en quatre
1 cuillerée à café de paprika
2 cuillerées à soupe d'huile d'olive
Sel, poivre

Pelez les aubergines et la courgette, coupez-les en tranches. Pelez et hachez l'oignon. Pelez et écrasez l'ail.
Dans un grand faitout, faites chauffer l'huile. Quand elle est chaude, jetez-y l'oignon et faites-le cuire jusqu'à ce qu'il devienne transparent.
Ajoutez les aubergines et la courgette. Laissez cuire 15 minutes en remuant constamment.
Ajoutez enfin l'ail haché, les olives noires et le paprika. Salez et poivrez. Servez bien chaud.

Apports nutritionnels pour 1 portion

Énergie : 145 kcal
Protides : 4 g
Lipides : 9 g
Glucides : 11 g

ŒUFS

Œufs brouillés aux crevettes et aux pointes d'asperges

Préparation : 5 minutes
Cuisson : 8 minutes

Pour 4 personnes

8 œufs
20 pointes d'asperges vertes cuites
100 g de crevettes roses décortiquées
1 gousse d'ail
2 cuillerées à soupe de crème fraîche allégée
1 pincée de noix de muscade
1 cuillerée à soupe d'huile d'olive
Sel, poivre

Cassez les œufs dans une jatte sans les battre.
Versez l'huile d'olive dans une poêle. Quand elle est chaude, jetez-y l'ail pelé et écrasé, faites cuire 30 secondes sans cesser de remuer. Ajoutez les crevettes, laissez cuire 3 minutes en remuant, puis versez les œufs et saupoudrez de noix de muscade. Brouillez les œufs à l'aide d'une spatule en bois en raclant le fond.
Quand la préparation commence à prendre, baissez le feu. Incorporez la crème fraîche et les pointes d'asperges. Prolongez la cuisson pendant 1 minute 30 environ. Servez bien chaud.

Apports nutritionnels pour 1 portion

Énergie : 260 kcal
Protides : 21 g
Lipides : 19 g
Glucides : 3 g

Omelette aux germes de soja

Préparation : 10 minutes
Cuisson : 9 minutes

Pour 4 personnes

8 œufs
100 g de germes de soja frais croquants
1 poivron rouge
1 cuillerée à soupe de sauce de soja
1 cuillerée à soupe de persil haché
1 gousse d'ail
1 cuillerée à soupe d'huile d'olive
Sel, poivre

Rincez les germes de soja et essuyez-les. Lavez et épépinez le poivron, détaillez-le en cubes. Pelez et écrasez l'ail.
Battez les œufs dans une jatte avec la sauce de soja, le persil haché, le sel et le poivre.
Faites chauffer l'huile d'olive dans une poêle. Quand elle est chaude, jetez-y les dés de poivron et faites cuire 3 minutes à feu vif. Ajoutez les germes de soja et l'ail, laissez cuire encore 1 minute.
Versez les œufs. Faites cuire l'omelette 5 minutes environ, disposez-la sur un plat et servez sans attendre.

Apports nutritionnels pour 1 portion

Énergie : 230 kcal
Protides : 16 g
Lipides : 16 g
Glucides : 4 g

DESSERTS ET DOUCEURS SUCRÉES

Mousse de kiwis

Préparation : 10 minutes
Cuisson : 10 minutes environ
Réfrigération : 1 heure

Pour 4 personnes

4 kiwis
2 cuillerées à soupe de miel d'acacia
30 g de cassonade
150 g de fromage blanc à 0 % de matières grasses
Le jus de 1 demi-citron
2 blancs d'œufs

Pelez les kiwis, détaillez-les en dés et faites-les fondre à feu doux dans une casserole, avec le miel et la cassonade. Mixez le tout avec le jus de citron et le fromage blanc pour obtenir une préparation homogène.
Battez les œufs en neige très ferme. Incorporez-les délicatement à la préparation en soulevant le mélange. Versez dans des ramequins, placez au frais 1 heure et servez.

Apports nutritionnels pour 1 portion

Énergie : 160 kcal
Protides : 6 g
Lipides : 1 g
Glucides : 33 g

Salade de fruits de saison

Préparation : 20 minutes
Réfrigération : 1 heure
Pas de cuisson

Pour 4 personnes

2 oranges
1 poire
100 g de mûres
Le jus de 1 citron
1 cuillerée à soupe d'eau de fleur d'oranger
1 cuillerée à soupe de cassonade
1 cuillerée à soupe rase d'amandes en poudre

Pelez les oranges à vif au-dessus d'un saladier. Détaillez-les en quartiers. Pelez la poire, épépinez-la, découpez-la en lamelles. Rincez délicatement les mûres, essuyez-les.
Mélangez les fruits dans un saladier. Arrosez de jus de citron et d'eau de fleur d'oranger, ajoutez le sucre et les amandes en poudre, placez au frais 1 heure et servez.

Apports nutritionnels pour 1 portion

Énergie : 165 kcal
Protides : 4 g
Lipides : 5 g
Glucides : 23 g

BOISSONS, SMOOTHIES ET COCKTAILS

Lait chaud à la vanille et à l'amande

Préparation : 2 minutes
Cuisson : 2 minutes

Pour 1 verre

250 g de lait de soja ou de lait écrémé
4 comprimés d'aspartame
3 gouttes d'arôme d'amandes amères
1 cuillerée à café d'extrait naturel de vanille

Placez tous les ingrédients dans une jatte. Faites chauffer 2 minutes au micro-ondes, puissance 750, puis mixez 30 secondes. Versez dans un verre résistant à la chaleur. Dégustez avec une paille.

Apports nutritionnels pour 1 portion

Énergie : 110 kcal
Protides : 9 g
Lipides : 6 g
Glucides : 6 g

Citronnade au miel et au gingembre

Préparation : 1 minute
Cuisson : 2 minutes

Pour 1 citronnade

25 cl d'eau
Le jus de 1 demi-citron
1 pincée de gingembre
1 cuillerée à soupe de miel d'acacia
3 comprimés d'aspartame

Versez tous les ingrédients dans un verre résistant à la chaleur. Remuez bien. Placez 2 minutes au micro-ondes, puissance 750. Remuez bien et dégustez.

Apports nutritionnels pour 1 portion

Énergie : 145 kcal
Protides : 1 g
Lipides : 0 g
Glucides : 32 g

Sandwichs et en-cas

Sandwich printanier aux tomates et au sésame

Préparation : 5 minutes
Pas de cuisson

Pour 1 sandwich

2 belles tranches de pain aux céréales « spécial sandwich »
2 feuilles de laitue
1 demi-tomate en tranches fines
1 cuillerée à café de moutarde à l'ancienne
1 tranche de blanc de dinde cuit
1 cuillerée à café de sésame grillé
Poivre

Étalez la moutarde sur 1 tranche de pain. Faites griller le sésame à sec dans une poêle avant de le répartir sur le pain nappé de moutarde, poivrez légèrement. Ajoutez la salade, le blanc de dinde et les tranches de tomate. Fermez le sandwich avec le pain restant. Régalez-vous.

Apports nutritionnels pour 1 portion

Énergie : 375 kcal
Protides : 21 g
Lipides : 9 g
Glucides : 54 g

Recettes d’automne

TAPAS ET AMUSE-GUEULES

Champignons fourrés au fromage frais

Préparation : 10 minutes
Cuisson : 10 minutes

Pour 8 tapas
8 champignons de Paris moyens
100 g de fromage frais à 0 % de matières grasses
1 cuillerée à soupe de fromage blanc à 0 % de matières grasses
1 cuillerée à soupe de ciboulette
1 cuillerée à soupe de persil
1 gousse d'ail
Sel, poivre

Préchauffez le four à 160 °C.
Ôtez le pied des champignons. Nettoyez-les et séchez-les.
Hachez séparément la ciboulette, le persil et l'ail pelé.
Dans une jatte, mélangez à la fourchette le fromage frais, le fromage blanc, la ciboulette, le persil, l'ail, le sel et le poivre.
Garnissez les champignons de cette préparation.
Enfournez 10 minutes.

Apports nutritionnels pour 1 portion
Énergie : 46 kcal
Protides : 7 g
Lipides : 1 g
Glucides : 3 g

Gambas sautées à l'orange

Préparation : 5 minutes
Marinade : 1 heure
Cuisson : 6 minutes

Pour 4 personnes

12 gambas
1 cuillerée à soupe de sauce de soja
1 cuillerée à café d'huile de sésame
1 cuillerée à soupe d'huile d'arachide
1 orange non traitée
1 petit bouquet de coriandre
Sel, poivre

Placez les gambas dans une jatte. Versez l'huile de sésame et l'huile d'arachide, la sauce de soja, le sel et le poivre. Laissez mariner au moins 1 heure au frais.
Pendant ce temps, lavez et ciselez la coriandre. Râpez le zeste de l'orange.
Faites chauffer un wok. Jetez-y les gambas marinées et faites cuire à feu vif 4 minutes. Ajoutez la coriandre et le zeste d'orange. Prolongez la cuisson 2 minutes et servez.

Apports nutritionnels pour 1 portion

Énergie : 178 kcal
Protides : 23 g
Lipides : 7 g
Glucides : 6 g

Salades et entrées froides

Salade de mâche aux cèpes

Préparation : 10 minutes
Pas de cuisson

Pour 4 personnes
4 petits cèpes
2 fonds d'artichauts cuits
100 g de betterave rouge cuite
1 bol moyen de pousses de mâche

Pour la vinaigrette
3 cuillerées à soupe d'huile de colza
1 cuillerée à soupe de vinaigre balsamique
1 branche de persil ciselé
1 cuillerée à café de moutarde à l'ancienne
Sel, poivre

Nettoyez les cèpes. Essuyez-les délicatement. Détaillez chapeaux et pieds en fines lamelles. Détaillez les fonds d'artichauts et la betterave en dés. Lavez et essorez la mâche.
La vinaigrette. Dans une jatte, battez ensemble les ingrédients. Mélangez tous les éléments de la salade dans un saladier, nappez de vinaigrette, remuez et servez sans attendre.

Apports nutritionnels pour 1 portion

Énergie : 108 kcal
Protides : 2 g
Lipides : 10 g
Glucides : 3 g

Salade de carottes aux champignons

Préparation : 10 minutes
Cuisson : 5 minutes

Pour 4 personnes

100 g de champignons de Paris
3 carottes
1 pomme à chair ferme
Le jus de 1 citron
2 cuillerées à soupe de jus d'orange
2 cuillerées à soupe d'huile de colza
2 rondelles d'échalote
Quelques brins de ciboulette
Sel, poivre

Lavez et brossez les carottes, détaillez-les en julienne. Ébouillantez-les pendant 5 minutes. Laissez refroidir.
Pendant ce temps, lavez la pomme et râpez-la. Nettoyez les champignons, détaillez-les en lamelles. Arrosez-les de jus de citron. Placez tous les légumes dans un saladier.
Dans une jatte, mélangez le jus d'orange, l'huile, le sel, le poivre et l'échalote hachée. Versez cette sauce sur la salade. Décorez de ciboulette ciselée. Mélangez délicatement et servez.

Apports nutritionnels pour 1 portion

Énergie : 125 kcal
Protides : 2 g
Lipides : 7 g
Glucides : 13 g

Entrées chaudes, quiches, cakes

Soufflé aux épinards

Préparation : 30 minutes
Cuisson : 35 minutes

Pour 4 personnes

500 g d'épinards frais
2 tranches de jambon maigre dégraissé
3 œufs, jaunes et blancs séparés
10 g de beurre frais
1 cuillerée à soupe de farine de blé
2 cuillerées à soupe de lait écrémé
75 g de gruyère allégé
1 demi-cuillerée à café de noix de muscade râpée
Sel, poivre

Préchauffez le four à 200 °C.
Faites cuire les épinards à la vapeur dans un autocuiseur, en comptant 5 minutes à partir de la rotation de la soupape.
Détaillez le jambon en dés. Dans une casserole, faites fondre le beurre ; ajoutez la farine, faites cuire en remuant 2 minutes, puis incorporez les épinards bien égouttés, le lait, le gruyère râpé, les dés de jambon et les jaunes d'œufs. Salez et poivrez, ajoutez la noix de muscade, mélangez bien et laissez cuire encore 3 minutes.
Ajoutez les blancs battus en neige très ferme.
Versez dans un moule à soufflé antiadhésif et faites cuire 20 minutes. Servez sans attendre.

Apports nutritionnels pour 1 portion

Énergie : 190 kcal
Protides : 18 g
Lipides : 10 g
Glucides : 7 g

Tarte à la courge et à l'oignon

Préparation : 25 minutes
Cuisson : 50 minutes

Pour 4 personnes

1 rouleau de pâte feuilletée
500 g de courge
1 tranche de jambon de montagne dégraissé
25 cl de crème fraîche allégée à 4 % de matières grasses
2 œufs
1 oignon
1 cuillerée à soupe de vinaigre balsamique
Sel, poivre

Faites cuire la courge pelée à la vapeur dans un autocuiseur, en comptant 10 minutes à partir de la rotation de la soupape. Faites fondre l'oignon dans une poêle avec le vinaigre balsamique. Préchauffez le four à 180 °C.
Déroulez la pâte dans un moule. Quand la courge est cuite, égouttez-la bien et placez-la dans une jatte. Ajoutez la crème fraîche, les œufs, le jambon en lanières et l'oignon. Salez et poivrez. Versez cette préparation sur la pâte. Enfournez 35 minutes.

Apports nutritionnels pour 1 portion

Énergie : 430 kcal
Protides : 12 g
Lipides : 25 g
Glucides : 40 g

Cake aux poireaux et à la feta

Préparation : 15 minutes
Cuisson : 45 minutes

Pour 4 à 6 personnes

3 blancs de poireaux
3 œufs
150 g de farine
1 demi-sachet de levure chimique
15 cl de lait écrémé
5 cl d'huile d'olive
100 g de feta allégée
1 pincée de cumin
Sel, poivre

Lavez les poireaux, essuyez-les et détaillez-les en tronçons. Faites-les revenir 10 minutes dans 1 cuillerée d'huile d'olive dans une poêle. Mouillez avec un peu d'eau si nécessaire.
Dans une jatte, placez la farine en fontaine. Ajoutez la levure, les œufs, le lait, le reste d'huile, les poireaux, la feta et le cumin. Mélangez bien.
Versez cette préparation dans un moule à cake antiadhésif. Enfournez pour 35 minutes. Dégustez tiède ou froid.

Apports nutritionnels pour 1 portion

Énergie : 320 kcal
Protides : 15 g
Lipides : 17 g
Glucides : 27 g

Soupes, potages et veloutés

Soupe au potimarron et à la carotte

Préparation : 15 minutes
Cuisson : 35 minutes

Pour 4 personnes

1 kg de potimarron
3 carottes
2 oignons
15 cl de crème fraîche à 4 % de matières grasses
1 demi-cuillerée à café de piment de Cayenne
1 cuillerée à soupe de parmesan râpé
1 cuillerée à soupe d'huile d'olive
Sel, poivre

Découpez le potimarron en dés en gardant la peau mais en retirant les pépins. Pelez les carottes, détaillez-les en rondelles. Pelez et hachez les oignons. Faites-les suer 5 minutes à l'huile d'olive dans une grande cocotte. Ajoutez les carottes et les dés de potimarron, recouvrez d'eau. Faites cuire 30 minutes. Salez et poivrez, ajoutez le piment de Cayenne, le parmesan et la crème fraîche.
Mixez 1 minute, versez dans une soupière et servez sans attendre.

Apports nutritionnels pour 1 portion

Énergie : 185 kcal
Protides : 7 g
Lipides : 5 g
Glucides : 31 g

Velouté au chou-fleur et aux pommes de terre

Préparation : 15 minutes
Cuisson : 40 minutes

Pour 4 à 6 personnes

400 g de chou-fleur
200 g de pommes de terre
1 blanc de poireau
1 litre de bouillon de légumes
15 cl de lait écrémé
1 cuillerée à café de fenouil en poudre
1 pincée de cumin
1 cuillerée à soupe d'huile d'olive
Sel, poivre

Lavez le chou-fleur et détaillez-le en bouquets. Épluchez les pommes de terre. Rincez le blanc de poireau et coupez-le en tronçons.
Faites chauffer le bouillon dans une grande cocotte. Faites suer le blanc de poireau à l'huile d'olive dans une poêle.
Quand le bouillon est à ébullition, jetez tous les légumes dedans et ajoutez le cumin. Salez et poivrez. Laissez mijoter 25 minutes. Hors du feu, ajoutez le lait chaud. Passez le tout au mixeur. Versez dans une soupière, saupoudrez de fenouil et servez.

Apports nutritionnels pour 1 portion

Énergie : 90 kcal
Protides : 4 g
Lipides : 3 g
Glucides : 11 g

Soupe de betterave et patate douce

Préparation : 10 minutes
Cuisson : 12 minutes

Pour 4 personnes

500 g de dés de betteraves cuites
1 petite patate douce (environ 100 g)
1 litre de bouillon de légumes
15 cl de crème fraîche allégée à 4 % de matières grasses
1 petit bouquet de ciboulette
Sel, poivre

Pelez la patate douce et faites-la cuire à la vapeur dans un autocuiseur, en comptant 7 minutes à partir de la rotation de la soupape. Pendant ce temps, faites chauffer le bouillon.

Quand la patate douce est cuite, détaillez-la en dés. Placez les dés de betteraves et de patate dans le bouillon. Laissez cuire 5 minutes.

Mixez cette préparation avec la ciboulette ciselée et la crème fraîche. Salez et poivrez. Versez dans une soupière et servez.

Apports nutritionnels pour 1 portion

Énergie : 103 kcal
Protides : 3 g
Lipides : 2 g
Glucides : 18 g

Plats uniques et végétariens

Gratin d'aubergines au fromage de chèvre allégé

Préparation : 10 minutes
Cuisson : 1 heure

Pour 6 personnes

1 kg d'aubergines
100 g de fromage de chèvre allégé
1 oignon
1 gousse d'ail
1 bouquet de persil
1 branche de marjolaine
1 cuillerée à soupe d'huile d'olive
Sel, poivre

Préchauffez le four à 180 °C.
Lavez les aubergines. Découpez-les en rondelles sans les peler. Pelez et hachez l'oignon. Pelez et écrasez l'ail. Lavez et ciselez le persil et la marjolaine.
Dans une grande cocotte, faites revenir les aubergines et l'oignon à l'huile d'olive pendant 20 minutes. Ajoutez l'ail, le persil et la marjolaine en fin de cuisson. Salez et poivrez à votre convenance. Écrasez le fromage de chèvre à la fourchette. Incorporez-le à la préparation hors du feu.
Placez le tout dans un plat à gratin. Enfournez pour 40 minutes.

Apports nutritionnels pour 1 portion

Énergie : 110 kcal
Protides : 6 g
Lipides : 6 g
Glucides : 7 g

Quiche sans pâte aux champignons de Paris, miel et moutarde à l'ancienne

Préparation : 15 minutes
Cuisson : 55 minutes

Pour 4 à 6 personnes

1 kg de champignons de Paris surgelés
200 g de fromage blanc à 0 % de matières grasses
4 œufs
2 cuillerées à soupe de moutarde à l'ancienne
1 cuillerée à soupe de miel d'acacia
1 pincée de cumin
1 cuillerée à soupe de gruyère allégé râpé
1 cuillerée à soupe d'huile d'olive
Sel, poivre

Dans une poêle, faites décongeler les champignons de Paris à l'huile d'olive (attention ! ils rendent beaucoup d'eau). Quand ils sont légèrement rissolés, égouttez-les bien dans une passoire et placez-les dans un moule à tarte antiadhésif.
Dans une jatte, battez ensemble les œufs, la moutarde, le miel, le fromage blanc, le cumin, le sel et le poivre.
Versez cette préparation sur les champignons. Saupoudrez de gruyère. Enfournez pour 40 minutes.

Apports nutritionnels pour 1 portion

Énergie : 150 kcal
Protides : 14 g
Lipides : 7 g
Glucides : 9 g

Fenouil au jambon de Bayonne

Préparation : 15 minutes
Cuisson : 1 heure

Pour 4 personnes

4 beaux bulbes de fenouil
2 tranches de jambon de Bayonne
1 grande boîte de tomates concassées
15 cl de crème fraîche liquide
1 oignon
1 petit bouquet de persil
Quelques feuilles de laurier
1 cuillerée à soupe d'huile d'olive
Sel, poivre

Préchauffez le four à 160 °C.
Nettoyez les bulbes de fenouil et détaillez-les en dés. Pelez et hachez l'oignon.
Dans une grande cocotte antiadhésive allant au four, faites revenir le jambon et l'oignon pendant 3 minutes à l'huile d'olive. Ajoutez les dés de tomates (avec le jus) et de fenouil. Laissez cuire encore 3 minutes avant d'incorporer le persil et le laurier. Salez et poivrez. Enfournez pendant 55 minutes.
Avant de servir, ajoutez la crème fraîche et remuez délicatement. Retirez le laurier et rectifiez l'assaisonnement. Disposez dans un plat et servez.

Apports nutritionnels pour 1 portion

Énergie : 205 kcal
Protides : 11 g
Lipides : 13 g
Glucides : 11 g

Viandes

Porc sauté au concombre

Préparation : 15 minutes
Cuisson : 15 minutes

Pour 4 personnes

600 g de porc dans le filet
1 concombre
1 poivron rouge
1 échalote
15 cl de vin blanc sec
10 cl de coulis de tomates
1 branche de coriandre
1 cuillerée à soupe de sauce de soja
1 cuillerée à soupe d'huile d'arachide
Poivre

Dégraissez la viande et découpez-la en dés. Pelez le concombre et découpez-le en dés. Épépinez le poivron et détaillez-le en dés. Pelez et hachez l'échalote.
Dans un wok, faites chauffer l'huile d'arachide. Jetez-y les dés de viande, faites cuire sans cesser de remuer pendant 5 minutes puis ajoutez les légumes. Poivrez. Remuez encore 3 minutes avant d'ajouter le vin blanc, la sauce de soja et le coulis de tomates. Prolongez la cuisson 2 minutes à feu vif. Dressez dans un plat, saupoudrez de coriandre hachée et servez.

Apports nutritionnels pour 1 portion

Énergie : 225 kcal
Protides : 33 g
Lipides : 8 g
Glucides : 4 g

Poulet sauté à la coriandre et à la tomate

Préparation : 15 minutes
Cuisson : 10 minutes

Pour 4 personnes

500 g de blancs de poulet
1 grande boîte de tomates pelées
1 bouquet de coriandre
1 demi-cuillerée à café de piment de Cayenne
2 cuillerées à soupe de vinaigre balsamique
1 cuillerée à soupe d'huile d'olive
Sel, poivre

Découpez les blancs de poulet en dés. Lavez et ciselez la coriandre.
Dans une cocotte, faites revenir les dés de viande et la coriandre (réservez quelques feuilles pour la déco) à l'huile d'olive. Faites cuire 2 minutes en remuant constamment avec une cuiller en bois. Ajoutez le piment de Cayenne. Arrosez de vinaigre balsamique, remuez encore et prolongez la cuisson pendant 5 minutes.
Versez enfin les tomates. Salez et poivrez. Baissez le feu et laissez mijoter 5 minutes à feu doux. Présentez dans un plat et décorez de coriandre ciselée.

Apports nutritionnels pour 1 portion

Énergie : 200 kcal
Protides : 29 g
Lipides : 8 g
Glucides : 3 g

Carbonnade de bœuf

Préparation : 15 minutes
Cuisson : 2 heures

Pour 4 personnes

800 g de viande de bœuf très maigre
2 carottes
1 petit oignon
1 cuillerée à soupe de farine
1 cuillerée à soupe de cassonade
25 cl de bière
10 cl de bouillon de légumes
Quelques feuilles de laurier
1 branche de thym
15 cl de crème fraîche allégée à 4 % de matières grasses
1 cuillerée à soupe d'huile d'olive
Sel, poivre

Découpez la viande de bœuf en gros dés. Pelez et hachez l'oignon. Pelez les carottes et détaillez-les en rondelles. Faites revenir les dés de viande 5 minutes à l'huile d'olive dans une grande cocotte, en les retournant souvent.
Saupoudrez de farine et de cassonade, faites cuire sans cesser de remuer pendant 3 minutes, puis ajoutez l'oignon et les carottes. Arrosez de bière et de bouillon de légumes, ajoutez le thym et le laurier, salez et poivrez. Baissez le feu et faites mijoter 1 h 50 à feu doux. Ajoutez la crème fraîche hors du feu, ôtez la branche de thym et les feuilles de laurier, mélangez bien et servez sans attendre.

Apports nutritionnels pour 1 portion

Énergie : 490 kcal
Protides : 59 g
Lipides : 19 g
Glucides : 21 g

Poissons, coquillages et crustacés

Brochettes d'églefin aux fruits d'automne

Préparation : 15 minutes
Marinade : 1 heure
Cuisson : 10 minutes

Pour 4 personnes
600 g d'églefin
1 pomme à chair ferme
1 poire pas trop mûre
8 grains de raisin blanc
8 grains de raisin noir
15 cl de vin blanc sec
Le jus de 1 citron
1 cuillerée à café de coriandre en poudre
1 demi-cuillerée à café de paprika
1 pincée de piment de Cayenne
1 cuillerée à soupe d'huile d'olive
Sel, poivre

Préchauffez le four à 200 °C en position gril.
Détaillez l'églefin en cubes de 3 à 4 cm de côté. Placez-les dans un plat creux, arrosez de vin blanc et de jus de citron, ajoutez la coriandre, le paprika et le piment de Cayenne. Salez et poivrez. Laissez mariner 1 heure au frais en retournant les morceaux de temps en temps.
Pendant ce temps, pelez les pommes et les poires, ôtez les pépins et détaillez les fruits en cubes. Rincez les raisins et épépinez-les si nécessaire.
Huilez légèrement les brochettes. Sortez les morceaux d'églefin de la marinade et enfilez-les sur les brochettes en alternant avec les pommes, les poires et les raisins. Faites cuire sur chaque face en arrosant régulièrement de marinade si le poisson sèche trop. Servez aussitôt.

Apports nutritionnels pour 1 portion

Énergie : 220 kcal
Protides : 28 g
Lipides : 4 g
Glucides : 18 g

Colin aux pommes de terre et cumin

Préparation : 15 minutes
Cuisson : 27 minutes

Pour 4 personnes

600 g de colin sans arêtes
8 belles pommes de terre
1 tranche de jambon de montagne
1 oignon
2 cuillerées à soupe de cumin
15 cl de bouillon de légumes
15 cl de vin blanc sec
15 cl de crème fraîche allégée à 4 % de matières grasses
1 petit bouquet de persil
2 cuillerées à soupe d'huile d'olive
Sel, poivre

Détaillez le colin en gros cubes et mettez-le dans une jatte avec le cumin, du sel et du poivre. Mélangez bien. Réservez.
Faites cuire les pommes de terre à la vapeur dans un autocuiseur, en comptant 10 minutes à partir de la rotation de la soupape.
Pelez l'oignon, hachez-le grossièrement. Faites-le dorer 5 minutes à l'huile d'olive dans un faitout, avec le jambon détaillé en lanières. Ajoutez les pommes de terre pelées et coupées en dés.
Dans une poêle, faites revenir les dés de colin 5 minutes à l'huile d'olive, en remuant délicatement. Ajoutez-les dans le faitout, versez le bouillon de légumes et le vin blanc, laissez mijoter 15 minutes.
Baissez le feu. Ajoutez la crème fraîche et laissez cuire encore 2 minutes sans faire bouillir.
Disposez les morceaux dans un plat creux, nappez de sauce, saupoudrez de persil ciselé et servez.

Apports nutritionnels pour 1 portion

Énergie : 435 kcal
Protides : 33 g
Lipides : 7 g
Glucides : 60 g

Merlan aux petits légumes, sauce au chèvre

Préparation : 10 minutes
Cuisson : 15 minutes

Pour 4 personnes

4 pavés de merlan
2 carottes
100 g de haricots verts cuits
15 cl de crème fraîche allégée
100 g de fromage de chèvre allégé
1 branche d'aneth
2 cuillerées à soupe d'huile d'olive
Sel, poivre

Pelez les carottes, détaillez-les en julienne. Découpez les haricots verts cuits en tronçons. Dans une casserole, faites chauffer à feu doux la crème fraîche et le fromage de chèvre allégé, jusqu'à ce que la sauce soit onctueuse.

Faites sauter les haricots et les carottes 5 minutes à l'huile d'olive. Faites revenir les pavés de merlan 2 minutes de chaque côté dans un peu d'huile d'olive, dans une autre poêle. Salez et poivrez.

Dressez chaque pavé de merlan dans une assiette, avec les légumes tout autour. Nappez de crème, décorez d'aneth et servez.

Apports nutritionnels pour 1 portion

Énergie : 325 kcal
Protides : 35 g
Lipides : 17 g
Glucides : 9 g

Accompagnements

Pleurotes poêlés

Préparation : 10 minutes
Cuisson : 8 minutes

Pour 4 personnes

250 g de pleurotes
1 gousse d'ail
1 botte de persil
10 brins de ciboulette
1 cuillerée à soupe d'huile d'olive
Sel, poivre

Pour nettoyer les pleurotes, coupez la base, passez-les sous l'eau courante et détaillez-les en lamelles. Pelez et écrasez l'ail. Ciselez le persil et la ciboulette.
Dans une poêle, faites revenir les pleurotes à l'huile d'olive pendant 5 minutes. Ajoutez le persil et l'ail, salez et poivrez. Présentez dans un plat de service, saupoudrez de ciboulette hachée et dégustez sans attendre.

Apports nutritionnels pour 1 portion

Énergie : 62 kcal
Protides : 1,5 g
Lipides : 6,5 g
Glucides : 1 g

Penne aux petits légumes

Préparation : 15 minutes
Cuisson : 10 minutes

Pour 4 personnes

500 g de penne
2 carottes
2 tomates
1 cuillerée à soupe de câpres
Quelques feuilles de sauge
Sel, poivre

Faites cuire les penne pendant 10 minutes dans une grande quantité d'eau salée, avec les feuilles de sauge. Pendant ce temps, pelez les carottes et découpez-les en julienne puis ébouillantez-les 5 minutes dans l'eau salée. Détaillez les tomates en dés.

Égouttez bien les penne (jetez la sauge) avant de les mettre dans un saladier, ajoutez les carottes, les tomates en dés et les câpres. Poivrez, goûtez pour ajouter un peu de sel si nécessaire, remuez et servez.

Apports nutritionnels pour 1 portion

Énergie : 475 kcal
Protides : 17 g
Lipides : 2 g
Glucides : 98 g

Bolets sautés au cognac

Préparation : 5 minutes
Cuisson : 10 minutes

Pour 4 personnes
600 g de bolets
3 cuillerées à soupe de cognac
15 cl de crème fraîche à 4 % de matières grasses
1 bouquet de persil
1 cuillerée à café de farine
1 noisette de beurre
1 cuillerée à café d'huile d'olive
Sel, poivre

Nettoyez les bolets en les essuyant délicatement avec un torchon propre. Ôtez les parties abîmées. Coupez les champignons en quatre.
Faites chauffer le beurre et l'huile dans une poêle et faites-y revenir les champignons pendant 5 minutes. Mouillez au cognac et laissez réduire 3 minutes. Ajoutez la crème fraîche et la farine, salez et poivrez. Baissez le feu, prolongez la cuisson 2 minutes et saupoudrez de persil. Servez.

Apports nutritionnels pour 1 portion

Énergie : 90 kcal
Protides : 4 g
Lipides : 6 g
Glucides : 5 g

Œufs

Boulettes aux œufs et coulis de tomates

Préparation : 10 minutes
Cuisson : 7 minutes

Pour 4 personnes
200 g de pain complet dur
6 œufs
30 cl de lait écrémé
30 cl de coulis de tomates
1 bouquet de ciboulette
1 cuillerée à soupe de parmesan râpé
3 cuillerées à soupe d'huile d'olive
Sel, poivre

Placez le pain en morceaux et le lait dans une jatte. Dans une autre jatte, battez les œufs. Ajoutez la ciboulette ciselée. Salez et poivrez.
Pressez le pain pour en éliminer l'excès de lait puis incorporez-le aux œufs battus pour obtenir une préparation souple, ni trop molle, ni trop dure.
Formez des boulettes avec le mélange aux œufs. Dans une poêle, faites chauffer l'huile d'olive et faites dorer uniformément pendant 7 minutes. Égouttez sur du papier absorbant après cuisson, et maintenez au chaud.
Pendant ce temps, faites chauffer le coulis de tomates avec le parmesan râpé.
Disposez les boulettes sur un plat. Nappez de sauce tomate et servez.

Apports nutritionnels pour 1 portion
Énergie : 355 kcal
Protides : 20 g
Lipides : 17 g
Glucides : 30 g

Omelette aux dés de fenouil et à la cardamome

Préparation : 10 minutes
Cuisson : 15 minutes

Pour 4 personnes

4 œufs
1 bulbe de fenouil
50 g de maïs en boîte
4 gousses de cardamome
1 cuillerée à soupe de sauce de soja
1 demi-cuillerée à café de racine de gingembre râpée
1 cuillerée à soupe d'huile d'arachide
Sel, poivre

Battez les œufs en omelette, salez et poivrez. Nettoyez le fenouil et détaillez-le en dés. Faites-le blanchir 5 minutes dans une casserole d'eau légèrement salée.
Pendant ce temps, rincez et égouttez le maïs. Ôtez les graines de cardamome des gousses et réservez-les.
Dans une poêle, faites revenir les dés de fenouil et le maïs 3 minutes à l'huile d'arachide. Ajoutez la sauce de soja, les graines de cardamome et le gingembre, remuez, prolongez la cuisson 1 minute. Versez les œufs battus. Faites cuire 5 minutes environ. Disposez sur un plat et servez.

Apports nutritionnels pour 1 portion

Énergie : 170 kcal
Protides : 9 g
Lipides : 13 g
Glucides : 5 g

Œufs brouillés aux courgettes

Préparation : 10 minutes
Cuisson : 10 minutes

Pour 4 personnes

8 œufs
1 belle courgette
1 échalote
1 pincée de curry
1 petit bouquet de persil
1 cuillerée à soupe de parmesan râpé
1 cuillerée à soupe d'huile d'olive
Sel, poivre

Coupez les bouts des courgettes ; détaillez ces dernières en quatre dans la hauteur puis en petits tronçons, en gardant la peau. Faites-les revenir dans une poêle à l'huile d'olive. Elles doivent rester un peu fermes. Ajoutez l'échalote pelée et hachée, le curry et le persil ciselé. Remuez.

Versez les œufs, salez et poivrez, faites cuire 5 minutes environ en brouillant les œufs avec une spatule en bois. Disposez sur un plat et saupoudrez de parmesan avant de servir.

Apports nutritionnels pour 1 portion

Énergie : 135 kcal
Protides : 9 g
Lipides : 10 g
Glucides : 1 g

Desserts et douceurs sucrées

Fromage blanc battu à la vanille et aux éclats de noisettes

Préparation : 10 minutes
Pas de cuisson

Pour 4 personnes

400 g de fromage blanc à 0 % de matières grasses
1 cuillerée à soupe d'extrait naturel de vanille
2 cuillerées à soupe d'aspartame en poudre
1 blanc d'œuf
8 noisettes décortiquées
2 cuillerées à soupe d'aspartame en poudre
1 branche de coriandre

Fouettez ensemble le fromage blanc, l'extrait de vanille et l'aspartame. Faites griller à sec les noisettes concassées dans une poêle antiadhésive.
Montez le blanc d'œuf en neige très ferme. Incorporez-le au fromage blanc battu avant de répartir le mélange dans des coupes. Décorez de feuilles de coriandre et saupoudrez d'éclats de noisettes grillés.

Apports nutritionnels pour 1 portion

Énergie : 155 kcal
Protides : 11 g
Lipides : 10 g
Glucides : 6 g

Salade de fruits de saison au champagne

Préparation : 15 minutes
Réfrigération : 2 heures
Pas de cuisson

Pour 4 personnes

1 banane
100 g de raisin blanc
100 g de raisin noir
1 pomme
1 poire
25 cl de champagne brut
2 cuillerées à soupe d'aspartame

Pelez la banane, la poire et la pomme. Épépinez le raisin. Placez tous les fruits dans une jatte avec l'aspartame. Versez le champagne. Laissez reposer au frais 2 heures au moins. Servez bien frais.

Apports nutritionnels pour 1 portion

Énergie : 160 kcal
Protides : 1 g
Lipides : 1 g
Glucides : 28 g

Compote de prunes et de mûres à l'eau-de-vie

Préparation : 10 minutes
Cuisson : 20 minutes

Pour 4 personnes
500 g de prunes
200 g de mûres
4 cuillerées à soupe d'aspartame résistant à la cuisson
2 cuillerées à soupe de sucre cristallisé
15 cl d'eau
15 cl d'eau-de-vie du type poire williams
1 cuillerée à soupe d'extrait naturel de vanille

Lavez les prunes et dénoyautez-les. Lavez les mûres.
Portez l'eau à ébullition avec le sucre, l'aspartame et l'extrait de vanille. Ajoutez les fruits et laissez pocher 10 minutes.
Ôtez la casserole du feu, réservez les fruits. Faites réduire le sirop de moitié à feu doux, versez l'eau-de-vie et laissez réduire encore de moitié. Mixez grossièrement les fruits et le sirop. Servez tiède.

Apports nutritionnels pour 1 portion

Énergie : 135 kcal
Protides : 1 g
Lipides : 1 g
Glucides : 10 g

Boissons, smoothies et cocktails

Délice de saison

Préparation : 5 minutes
Pas de cuisson

Pour 1 verre

2 cuillerées à soupe de compote de coings sans sucre ajouté
2 cuillerées à soupe de compote de pommes sans sucre ajouté
20 cl de lait écrémé
1 cuillerée à soupe de crème fraîche à 4 % de matières grasses
1 cuillerée à soupe d'aspartame
1 quartier de pomme

Mixez tous les ingrédients. Versez dans un grand verre. Disposez une paille dans le verre et piquez le quartier de pomme sur le bord. Servez.

Apports nutritionnels pour 1 portion

Énergie : 165 kcal
Protides : 8 g
Lipides : 1 g
Glucides : 32 g

Merveille vermeille

Préparation : 5 minutes
Cuisson : 10 minutes

Pour 4 verres

20 grains de raisin rouge
4 petites grappes de raisin blanc (3/4 de grains par grappe)
50 g de myrtilles
15 cl de lait écrémé
1 yaourt bulgare à 0 % de matières grasses
1 cuillerée à soupe d'aspartame

Lavez et épépinez le raisin rouge. Ôtez la peau. Rincez le raisin blanc sans défaire les grappes et essuyez-le bien. Nettoyez les myrtilles.
Mettez les grains de raisin rouge et les myrtilles dans une casserole avec 2 cuillerées à soupe d'eau ; laissez fondre 10 minutes environ. Laissez refroidir.
Mixez les fruits cuits avec le lait, le yaourt et l'aspartame. Versez dans un grand verre. Décorez d'une petite grappe de raisin blanc lavé.

Apports nutritionnels pour 1 portion

Énergie : 210 kcal
Protides : 9 g
Lipides : 2 g
Glucides : 40 g

Smoothie mandarine

Préparation : 5 minutes
Pas de cuisson

Pour 1 smoothie

1 mandarine
1 pincée de vanille en poudre
20 cl de lait de soja
1 cuillerée à café d'aspartame
1 zeste de mandarine

Pelez la mandarine à vif au-dessus du bol du mixeur pour en récupérer le jus. Débarrassez-vous de la peau entourant la pulpe et de tous les filaments. Placez les quartiers dans le bol, avec tous les autres ingrédients. Mixez 1 minute, placez dans un verre et décorez de 1 zeste de mandarine.

Apports nutritionnels pour 1 portion

Énergie : 130 kcal
Protides : 8 g
Lipides : 5 g
Glucides : 15 g

SANDWICHS ET EN-CAS

Sandwich au curry

Préparation : 5 minutes
Cuisson : 5 minutes

Pour 1 sandwich

1 tiers de baguette à l'ancienne
1 escalope de dinde crue très fine
1 œuf dur
1 cuillerée à café de curry en poudre
1 cuillerée à café de moutarde à l'ancienne
1 demi-cuillerée à café de paprika
Quelques feuilles de salade

Faites cuire l'escalope de dinde avec le curry et le paprika dans une poêle antiadhésive. Écalez l'œuf et découpez-le en dés. Dans une jatte, mélangez la moutarde avec les dés d'œuf. Badigeonnez la dinde de cette préparation. Coupez le pain en deux, garnissez de feuilles de salade avant d'ajouter la dinde. Refermez le sandwich en pressant fortement.

Apports nutritionnels pour 1 portion

Énergie : 435 kcal
Protides : 28 g
Lipides : 10 g
Glucides : 58 g

Recettes d'hiver

Tapas et amuse-gueule

Patatas bravas

Préparation 10 minutes
Cuisson : 30 minutes

Pour 4 personnes

200 g de petites pommes de terre
2 belles tomates bien mûres
1 demi-gousse d'ail
1 belle branche de persil
1 demi-cuillerée à café de piment de Cayenne ou de Tabasco
1 cuillerée à soupe d'huile d'olive
Sel, poivre

Préchauffez le four à 160 °C.
Lavez les pommes de terre, découpez-les en petits dés sans les peler. Placez-les sur la plaque du four, sur une feuille de papier aluminium ou sulfurisé. Faites-les dorer 30 minutes en les retournant de temps en temps.
Pendant ce temps, préparez la sauce : pelez les tomates et mixez-les avec l'ail, le persil, le piment, l'huile d'olive, du sel et du poivre.
Quand les pommes de terre sont cuites, salez-les. Disposez-les dans une jatte avec des piques. La sauce est servie à part.

Apports nutritionnels pour 1 portion

Énergie : 84 kcal
Protides : 2 g
Lipides : 3 g
Glucides : 12 g

Carottes à la coriandre

Préparation : 10 minutes
Cuisson : 5 minutes

Pour 4 personnes
2 carottes
1 bouquet de coriandre
15 cl de vin blanc
1 cuillerée à café d'huile d'olive
Sel, poivre

Pelez les carottes et découpez-les en rondelles. Versez un peu d'eau et le vin blanc dans un autocuiseur et faites cuire les carottes à la vapeur, en comptant 5 minutes à partir de la rotation de la soupape. Le vin va parfumer les carottes.
Mélangez ensuite les carottes cuites avec la coriandre lavée et ciselée, arrosez d'huile d'olive, salez et poivrez. Servez avec des piques.

Apports nutritionnels pour 1 portion

Énergie : 51 kcal
Protides : 1 g
Lipides : 3 g
Glucides : 5 g

Feuilles d'endives aux noix

Préparation : 15 minutes
Pas de cuisson

Pour 4 personnes

20 feuilles d'endives assez petites
100 g de fromage blanc à 0 % de matières grasses
1 cuillerée à soupe de ciboulette hachée
8 noix
Sel, poivre

Décortiquez les noix et concassez-les assez finement. Faites-les griller à sec dans une poêle antiadhésive.
Mélangez dans une jatte le fromage blanc avec la ciboulette, le sel et le poivre. Garnissez les feuilles d'endives de cette préparation. Saupoudrez de noix, disposez dans une assiette et servez.

Apports nutritionnels pour 1 portion

Énergie : 157 kcal
Protides : 5 g
Lipides : 14 g
Glucides : 3 g

Salades et entrées froides

Salade de betteraves au Boursin

Préparation : 20 minutes
Pas de cuisson

Pour 4 personnes
4 betteraves cuites
2 navets
2 portions de Boursin allégé
1 pincée de curry
1 pincée de cumin
1 pincée de gingembre

Pour la sauce
2 cuillerées à soupe de crème fraîche allégée à 4 % de matières grasses
1 cuillerée à soupe d'huile d'olive
1 cuillerée à soupe de jus de citron
1 cuillerée à soupe de persil frais haché
Sel, poivre

Épluchez les navets et faites-les cuire à la vapeur. Pelez les betteraves cuites. Détaillez-les en dés ainsi que les navets. Placez les navets et les betteraves dans un saladier, ajoutez le curry, le cumin et le gingembre. Mélangez bien. Ajoutez enfin le Boursin détaillé en petits dés.
La sauce. Placez tous les éléments dans une jatte et battez à la fourchette. Versez cette sauce sur la salade. Mélangez et servez.

Apports nutritionnels pour 1 portion

Énergie : 135 kcal
Protides : 4 g
Lipides : 7 g
Glucides : 14 g

Salade de kiwis et poires au saumon fumé

Préparation : 15 minutes
Pas de cuisson

Pour 4 personnes
4 kiwis
1 poire (type williams)
1 belle tranche de saumon fumé
1 endive

Pour la sauce
Le jus de 1 demi-citron
1 cuillerée à soupe d'huile de colza
1 cuillerée à soupe de moutarde à l'ancienne
1 cuillerée à café de vinaigre de framboise
Sel, poivre

Pelez les kiwis, découpez-les en tranches et recoupez chaque tranche en quatre. Pelez la poire, épépinez-la et détaillez-la en lamelles. Détaillez la tranche de saumon en lanières. Coupez l'endive en quatre puis en petits tronçons.
Placez tous ces ingrédients dans un saladier.
La sauce. Dans une petite jatte, mélangez le jus de citron, la moutarde, l'huile de colza, le vinaigre, du sel, du poivre.
Versez la sauce sur la salade. Mélangez délicatement et servez.

Apports nutritionnels pour 1 portion
Énergie : 145 kcal
Protides : 6 g
Lipides : 6 g
Glucides : 17 g

Salade de pommes de terre au cresson et à la clémentine

Préparation : 15 minutes
Cuisson : 10 minutes

Pour 4 personnes
4 belles pommes de terre
2 clémentines
1 botte de cresson

Pour la sauce
1 cuillerée à soupe d'huile d'olive aromatisée au basilic
1 cuillerée à soupe d'huile de colza
1 cuillerée à soupe de vinaigre de cidre
Sel, poivre

Faites cuire les pommes de terre à la vapeur dans un autocuiseur, en comptant 10 minutes à partir de la rotation de la soupape. Pelez les clémentines à vif au-dessus d'une jatte pour en recueillir le jus. Détaillez-les en quartiers. Lavez soigneusement le cresson et essorez-le bien.
Quand les pommes de terre sont cuites, passez-les sous l'eau pour les refroidir, puis pelez-les et détaillez-les en dés.
Placez tous ces ingrédients dans un saladier.
La sauce. Dans la jatte où vous avez recueilli le jus des clémentines, ajoutez l'huile d'olive aromatisée, l'huile de colza et le vinaigre. Salez et poivrez.
Versez cette sauce sur la salade, remuez délicatement et servez.

Apports nutritionnels pour 1 portion

Énergie : 210 kcal
Protides : 3 g
Lipides : 6 g
Glucides : 35 g

Entrées chaudes, quiches, cakes

Flan aux poireaux et aux épinards

Préparation : 15 minutes
Cuisson : 50 minutes

Pour 4 à 6 personnes

4 œufs
250 g de fromage blanc à 0 % de matières grasses
4 blancs de poireaux
500 g d'épinards frais
1 branche d'estragon
1 pincée de noix de muscade
1 cuillerée à soupe bombée de comté râpé
1 cuillerée à soupe d'huile d'olive
Sel, poivre

Dans une jatte, battez les œufs avec le fromage blanc.
Nettoyez les poireaux et les épinards. Découpez les poireaux en tronçons et faites-les suer à l'huile d'olive pendant 10 minutes. Ajoutez les épinards et l'estragon en fin de cuisson. Salez et poivrez, saupoudrez de noix de muscade. Coupez le feu.
Répartissez le mélange dans un moule à tarte antiadhésif. Versez les œufs battus, saupoudrez de fromage et enfournez pour 40 minutes.

Apports nutritionnels pour 1 portion

Énergie : 167 kcal
Protides : 17 g
Lipides : 8 g
Glucides : 8 g

Criques à l'ancienne

Préparation : 20 minutes
Cuisson : 10 minutes par crique

Pour 4 personnes

4 petites pommes de terre
4 carottes
1 œuf
1 bouquet de persil
1 bouquet de ciboulette
1 échalote
1 demi-cuillerée à soupe d'huile d'olive par crique
Sel, poivre

Pelez et râpez les pommes de terre et les carottes. Pressez la pulpe obtenue dans un torchon propre pour retirer un maximum d'humidité. Placez dans une jatte. Ajoutez l'œuf entier, le persil et la ciboulette ciselés, l'échalote pelée et hachée, du sel et du poivre. Formez 4 boulettes que vous aplatirez au maximum (les criques ne doivent pas être trop épaisses pour cuire plus rapidement et être croustillantes).
Versez l'huile dans une poêle antiadhésive ; quand elle est chaude, placez la première galette, faites cuire 5 minutes de chaque côté en appuyant de temps en temps avec une spatule. Renouvelez l'opération en gardant les criques cuites au chaud à l'entrée du four. Servez.

Apports nutritionnels pour 1 portion

Énergie : 210 kcal
Protides : 5 g
Lipides : 8 g
Glucides : 28 g

Endives poêlées au parmesan

Préparation : 10 minutes
Cuisson : 10 minutes

Pour 4 personnes

4 endives pas trop grosses
125 g de fromage frais à 0 % de matières grasses
1 bouquet de ciboulette
1 demi-gousse d'ail
1 cuillerée à soupe de parmesan râpé
1 cuillerée à soupe d'huile d'olive
Sel, poivre

Coupez la base des endives et séparez chaque endive en feuille. Lavez et ciselez la ciboulette. Mélangez-la à la fourchette avec l'ail haché, le fromage frais et le parmesan. Salez et poivrez.
Faites chauffer l'huile d'olive dans une grande poêle. Jetez-y les feuilles d'endives et laissez-les cuire 5 minutes en les retournant délicatement.
Ajoutez la préparation au fromage frais. Prolongez la cuisson 5 minutes à feu doux et servez.

Apports nutritionnels pour 1 portion

Énergie : 65 kcal
Protides : 4 g
Lipides : 4 g
Glucides : 3 g

Soupes, potages et veloutés

Soupe au céleri et au camembert

Préparation : 15 minutes
Cuisson : 10 minutes

Pour 4 personnes

1 petit céleri-rave
4 pommes de terre
4 carottes
50 cl de bouillon de légumes
4 feuilles de laurier
1 branche de thym
100 g de camembert allégé
Sel, poivre

Pelez tous les légumes et détaillez-les en morceaux. Placez-les dans un autocuiseur en ajoutant le laurier et le thym dans l'eau de cuisson. Faites cuire 10 minutes à partir de la rotation de la soupape.
Ôtez le laurier et le thym. Mixez les légumes avec le camembert, le bouillon, du sel et du poivre. Réchauffez quelques instants si nécessaire. Versez dans une soupière. Servez sans attendre.

Apports nutritionnels pour 1 portion

Énergie : 223 kcal
Protides : 11 g
Lipides : 4 g
Glucides : 35 g

Potage de cresson au cerfeuil et à la noisette

Préparation : 10 minutes
Cuisson : 45 minutes environ

Pour 4 personnes

1 botte de cresson
1 bouquet de cerfeuil (réservez quelques feuilles pour la décoration)
8 noisettes
50 cl de lait écrémé
50 cl de bouillon de légumes
1 demi-cuillerée à café de racine de gingembre râpée
1 pincée de noix de muscade
Sel, poivre

Lavez le cresson. Lavez et ciselez le cerfeuil. Cassez les noisettes et concassez-les grossièrement.
Dans une grande casserole, faites cuire le cresson et le cerfeuil dans le lait et le bouillon de légumes. Mixez ensuite ce mélange avec la racine de gingembre et la noix de muscade.
Dans une poêle antiadhésive, faites griller à sec les éclats de noisettes.
Versez le potage dans une soupière, saupoudrez de cerfeuil frais et d'éclats de noisettes grillés. Servez sans attendre.

Apports nutritionnels pour 1 portion

Énergie : 150 kcal
Protides : 7 g
Lipides : 10 g
Glucides : 9 g

Soupe d'hiver sucrée-salée

Préparation : 10 minutes
Cuisson : 30 minutes environ

Pour 4 personnes
1 pomme (type granny smith)
2 poires fondantes
2 pommes de terre
2 carottes
1 bouquet de menthe
1 litre de bouillon de légumes
Sel, poivre

Pelez les fruits, épépinez-les et découpez-les en quartiers.
Épluchez les pommes de terre et détaillez-les en petits dés. Pelez les carottes et coupez-les en tronçons.
Versez le bouillon de légumes dans une casserole, ajoutez les fruits et légumes, ainsi que quelques feuilles de menthe, salez et poivrez.
Faites cuire 30 minutes à petits bouillons : les ingrédients doivent être tendres.
Mixez le tout. Versez dans une soupière. Décorez de feuilles de menthe et servez.

Apports nutritionnels pour 1 portion

Énergie : 150 kcal
Protides : 2 g
Lipides : 1 g
Glucides : 33 g

Plats uniques et végétariens

Gratin aux épinards

Préparation : 10 minutes
Cuisson : 50 minutes

Pour 4 personnes

1,5 kg d'épinards frais
1 gousse d'ail
4 œufs
50 g de gruyère râpé allégé
50 cl de lait écrémé
1 cuillerée à soupe de crème fraîche à 4 % de matières grasses
1 cuillerée à café de noix de muscade râpée
1 cuillerée à soupe d'huile d'olive
Sel, poivre

Préchauffez le four à 160 °C.
Nettoyez les épinards et faites-les fondre à l'huile d'olive dans une grande cocotte, avec la gousse d'ail pelée et écrasée.
Pendant ce temps, faites cuire les œufs 10 minutes puis écalez-les et coupez-les en rondelles.
Répartissez les épinards dans un plat à gratin en glissant les rondelles d'œufs entre les feuilles. Mélangez le lait et la crème fraîche, versez cette préparation sur le gratin. Salez et poivrez, ajoutez la noix de muscade. Saupoudrez de gruyère râpé et enfournez pour 40 minutes.

Apports nutritionnels pour 1 portion

Énergie : 260 kcal
Protides : 25 g
Lipides : 13 g
Glucides : 11 g

Pommes de terre sautées au jambon fumé

Préparation : 10 minutes
Cuisson : 15 minutes

Pour 4 personnes
100 g de jambon fumé dégraissé
4 belles pommes de terre
4 carottes
1 gousse d'ail
1 branche de marjolaine
1 cuillerée à soupe d'huile d'olive
Sel, poivre

Coupez le jambon en dés.
Brossez les légumes sans les peler. Détaillez les pommes de terre en dés et les carottes en rondelles. Pelez et écrasez l'ail. Lavez et ciselez la marjolaine.
Dans une grande poêle antiadhésive, faites sauter à l'huile d'olive les pommes de terre et les carottes 10 minutes. Salez et poivrez.
Dans une autre poêle antiadhésive, faites revenir les dés de jambon avec l'ail et la marjolaine pendant 3 minutes. Transférez le jambon sur les pommes de terre, remuez et laissez cuire encore 2 minutes. Servez chaud.

Apports nutritionnels pour 1 portion

Énergie : 285 kcal
Protides : 11 g
Lipides : 6 g
Glucides : 47 g

Viandes

Lanières de dinde à l'orange

Préparation : 10 minutes
Marinade : 1 heure
Cuisson : 10 minutes

Pour 4 personnes

4 escalopes de dinde
2 oranges dont 1 non traitée pour le zeste
1 demi-cuillerée à café de racine de gingembre râpée
1 branche de coriandre
1 cuillerée à café de cassonade
1 clémentine
Sel, poivre

Découpez les escalopes de dinde en lanières. Prélevez le zeste de 1 orange, recueillez le jus des 2. Placez les lanières de dinde dans une jatte avec le gingembre, la coriandre lavée et ciselée (réservez quelques feuilles pour décorer), la cassonade, le jus des oranges et le zeste, le sel et le poivre. Placez au frais 1 heure.
Faites dorer les lanières de dinde égouttées 2 minutes sur chaque face. Arrosez de marinade, baissez le feu et faites réduire la sauce pendant 10 minutes. Dressez sur un plat, décorez de quartiers de clémentine et de feuilles de coriandre. Servez avec du riz.

Apports nutritionnels pour 1 portion

Énergie : 230 kcal
Protides : 37 g
Lipides : 2 g
Glucides : 16 g

Escalopes de poulet aux litchis

Préparation : 10 minutes
Cuisson : 24 minutes

Pour 4 personnes

4 escalopes de poulet
150 g de litchis frais
1 oignon
1 demi-cuillerée à café de piment de Cayenne
15 cl de lait de coco
2 cuillerées à soupe d'huile d'arachide
Sel, poivre

Préchauffez le four à 140 °C.
Pelez les litchis, séparez-les en deux et ôtez le noyau. Pelez et hachez l'oignon.
Versez la moitié de l'huile dans une poêle pour y faire revenir les escalopes de poulet 4 minutes de chaque côté. Quand elles sont bien dorées, sortez-les de la poêle et gardez-les au chaud.
Versez le reste d'huile dans la poêle et faites suer l'oignon pendant 3 minutes. Ajoutez les litchis et prolongez la cuisson 3 minutes.
Versez le lait de coco dans une casserole, ajoutez le piment de Cayenne et faites chauffer 5 minutes sans laisser bouillir.
Posez les escalopes de poulet sur le plan de travail et couvrez-les du mélange aux litchis. Roulez-les et maintenez-les en forme avec des piques à cocktail. Placez dans un plat allant au four, nappez de sauce au lait de coco et réchauffez 5 minutes. Servez sans attendre.

Apports nutritionnels pour 1 portion

Énergie : 335 kcal
Protides : 35 g
Lipides : 18 g
Glucides : 9 g

Sauté de veau aux kakis

Réfrigération : 1 heure
Préparation : 10 minutes
Cuisson : 30 minutes

Pour 4 personnes

600 g de veau désossé dans un morceau bien maigre
8 kakis bien mûrs
15 cl de coulis de tomates
2 cuillerées à soupe de concentré de tomates
1 bouquet de coriandre
Quelques graines de cardamome
1 cuillerée à soupe d'huile d'olive
Sel, poivre

Placez les kakis 1 heure au frais pour les peler plus aisément. Découpez-les ensuite en tranches et réservez.
Mélangez le coulis de tomates et le concentré.
Découpez le veau en morceaux et faites-le dorer à l'huile d'olive dans une cocotte pendant 10 minutes. Versez ensuite la préparation à base de tomates, la coriandre ciselée et les graines de cardamome. Salez et poivrez. Laissez cuire 30 minutes à feu très doux.
Ajoutez les rondelles de kakis et prolongez la cuisson 5 minutes. Servez avec des nouilles chinoises.

Apports nutritionnels pour 1 portion

Énergie : 345 kcal
Protides : 33 g
Lipides : 8 g
Glucides : 35 g

Poissons, coquillages et crustacés

Filets de saint-pierre au whisky

Préparation : 10 minutes
Cuisson : 20 minutes

Pour 4 personnes

4 filets de saint-pierre
15 cl de crème fraîche allégée à 4 % de matières grasses
10 cl de whisky
1 belle branche de persil
1 cuillerée à soupe d'huile d'olive
Sel, poivre

Rincez les filets de saint-pierre. Essuyez-les sur un torchon propre.
Mélangez la crème fraîche et le whisky, salez et poivrez. Faites chauffer 10 minutes sans laisser bouillir.
Dans une poêle, faites revenir les filets de saint-pierre à l'huile d'olive, 5 minutes sur chaque face.
Transférez-les dans un plat. Nappez de sauce au whisky, saupoudrez de persil ciselé et servez sans attendre avec des pommes vapeur.

Apports nutritionnels pour 1 portion

Énergie : 170 kcal
Protides : 28 g
Lipides : 5 g
Glucides : 3 g

Cabillaud aux épinards et au gingembre

Préparation : 10 minutes
Cuisson : 45 minutes

Pour 4 personnes
400 g de filet de cabillaud
500 g d'épinards frais
1 échalote
1 bouquet de persil
1 bouquet de ciboulette
1 cuillerée à café de racine de gingembre râpée
2 cuillerées à soupe de gruyère râpé allégé
2 cuillerées à soupe d'huile d'olive
Sel, poivre

Préchauffez le four à 180 °C.
Rincez le cabillaud, essuyez-le avec du papier absorbant et découpez-le en gros dés. Poêlez-le rapidement à l'huile d'olive avec le gingembre, en le retournant plusieurs fois pour qu'il dore sur tous les côtés. Salez et poivrez.
Dans une cocotte, faites fondre les épinards lavés et séchés dans le reste d'huile. Répartissez-les dans un plat allant au four en glissant les dés de cabillaud entre deux couches d'épinards.
Pelez et hachez l'échalote. Lavez et ciselez le persil et la ciboulette. Faites revenir le tout 3 minutes dans une poêle avant d'étaler ce mélange sur les épinards.
Saupoudrez de gruyère râpé et enfournez pour 30 minutes. Servez.

Apports nutritionnels pour 1 portion

Énergie : 145 kcal
Protides : 24 g
Lipides : 5 g
Glucides : 2 g

Saumon mariné au saké

Préparation : 5 minutes
Marinade : 15 minutes
Cuisson : 15 minutes

Pour 4 personnes

4 pavés de saumon sans la peau
4 cuillerées à soupe de saké
4 cuillerées à soupe de sauce de soja
1 cuillerée à café de miel
1 cuillerée à café de racine de gingembre râpée

Allumez le four à 160 °C en position gril.
Mélangez le saké, la sauce de soja, le miel et le gingembre dans un plat creux. Faites mariner les pavés de saumon dedans pendant 15 minutes. Égouttez-les et disposez-les sur la grille du four. Faites-les cuire 5 minutes de chaque côté en les arrosant régulièrement de marinade. Servez avec du riz cantonais.

Apports nutritionnels pour 1 portion

Énergie : 320 kcal
Protides : 31 g
Lipides : 19 g
Glucides : 6 g

Accompagnements

Crosnes sautés au curcuma

Préparation : 15 minutes
Cuisson : 5 minutes

Pour 4 personnes

600 g de crosnes
Le jus de 1 citron
1 petit oignon doux
1 pincée de safran
1 cuillerée à café de curcuma
1 cuillerée à soupe d'huile de sésame
Sel, poivre

Placez les crosnes dans un torchon propre avec du gros sel et frottez pour les débarrasser de leurs impuretés. Rincez-les et mettez-les dans un saladier d'eau additionnée de jus de citron.
Faites tremper le safran quelques minutes dans 5 cl d'eau tiède.
Dans un wok, faites chauffer l'huile de sésame et laissez revenir 3 minutes l'oignon pelé et haché. Ajoutez les crosnes égouttés, le safran, le curcuma, salez et poivrez. Faites cuire 5 minutes à feu très vif, en remuant constamment.
Servez avec une viande ou un poisson, voire en plat unique : dans ce cas, préparez 800 g de crosnes et ajoutez 200 g de jambon maigre ou de dés de tofu.

Apports nutritionnels pour 1 portion

Énergie : 125 kcal
Protides : 3 g
Lipides : 6 g
Glucides : 16 g

Purée de topinambours au fenouil

Préparation : 10 minutes
Cuisson : 10 minutes

Pour 4 personnes
600 g de topinambours
1 cuillerée à soupe de fenouil ciselé
1 cuillerée à soupe de persil ciselé
1 cuillerée à soupe de crème fraîche allégée
Sel, poivre

Brossez les topinambours et faites-les cuire à la vapeur dans un autocuiseur, en comptant 10 minutes à partir de la rotation de la soupape. Laissez-les tiédir un peu pour les peler sans vous brûler. Égouttez-les bien. Passez-les au mixeur avec le fenouil, le persil, la crème fraîche, le sel et le poivre. Placez dans un plat, réchauffez au micro-ondes et servez.
On peut aussi étaler la purée dans un plat à gratin, la recouvrir de 2 cuillerées à soupe de gruyère allégé et la faire gratiner au four 20 minutes.

Apports nutritionnels pour 1 portion

Énergie : 80 kcal
Protides : 3 g
Lipides : 2 g
Glucides : 14 g

Pommes de terre rôties au sel de Guérande

Préparation : 5 minutes
Cuisson : 20 minutes

Pour 4 personnes

8 pommes de terre charlottes moyennes
1 gousse d'ail
2 cuillerées à soupe de sel de Guérande

Pour la sauce

150 g de fromage blanc à 0 % de matières grasses
1 bouquet de ciboulette
1 cuillerée à soupe de moutarde à l'ancienne
Sel, poivre

Préchauffez le four à 160 °C en position gril. Lavez les pommes de terre. Coupez-les en deux dans la longueur. Essuyez la chair. Coupez la gousse d'ail en deux, frottez-en la chair de chaque pomme de terre. Saupoudrez de sel de Guérande. Faites rôtir au four 20 minutes.

La sauce. Dans une jatte, mélangez le fromage blanc, la ciboulette hachée et ciselée, la moutarde à l'ancienne, salez et poivrez. Disposez les pommes de terre cuites sur un plat et présentez la sauce au centre, dans la jatte.

Apports nutritionnels pour 1 portion

Énergie : 225 kcal
Protides : 7 g
Lipides : 1 g
Glucides : 47 g

ŒUFS

Gratin d'endives aux œufs

Préparation : 10 minutes
Cuisson : 20 minutes

Pour 4 personnes
8 endives moyennes
6 œufs entiers
50 cl de lait écrémé
50 g de comté allégé râpé
1 cuillerée à café de noix de muscade râpée
Sel, poivre

Préchauffez le four à 160 °C.
Mettez 4 œufs à durcir dans de l'eau bouillante.
Faites cuire les endives à la vapeur dans un autocuiseur, en comptant 7 minutes après la rotation de la soupape. Égouttez-les bien.
Dans une jatte, battez le lait avec les œufs restants, 20 g de comté et la noix de muscade râpée. Salez et poivrez.
Disposez les endives dans un plat à gratin. Écalez les œufs durs, découpez-les en rondelles et posez-les sur les endives. Versez la préparation liquide, saupoudrez du fromage restant et enfournez pour 30 minutes.

Apports nutritionnels pour 1 portion

Énergie : 225 kcal
Protides : 21 g
Lipides : 12 g
Glucides : 8 g

Omelettes roulées aux épinards

Préparation : 10 minutes
Cuisson : 5 minutes par omelette

Pour 4 personnes

8 œufs
1 salade au choix
200 g d'épinards cuits
1 branche d'origan
10 brins de ciboulette
1 cuillerée à soupe d'huile d'olive

Pour la sauce

2 cuillerées à soupe d'huile de colza
1 cuillerée à soupe d'huile d'arachide
1 cuillerée à soupe de vinaigre aromatisé à l'échalote
1 cuillerée à café de moutarde forte
Sel, poivre

Nettoyez la salade et ciselez-la dans un saladier.
Réchauffez les épinards et gardez-les au chaud.
Cassez 2 œufs dans une jatte et battez-les avec un peu d'origan haché et de ciboulette ciselée. Faites une omelette fine dans une poêle avec un peu d'huile. Préparez de la sorte 4 omelettes.
Dès qu'elles sont toutes cuites, nappez-les de purée d'épinards chaude et roulez-les. Coupez-les en trois et faites-les tenir avec des piques en bois. Répartissez-les sur les assiettes de service avec la salade tout autour.
La sauce. Fouettez dans un bol l'huile de colza, l'huile d'arachide, le vinaigre et la moutarde. Versez la sauce sur la salade et servez.

Apports nutritionnels pour 1 portion

Énergie : 275 kcal
Protides : 17 g
Lipides : 23 g
Glucides : 2 g

Desserts et douceurs sucrées

Mousse de kakis au fromage blanc

Préparation : 10 minutes
Réfrigération : 2 heures
Pas de cuisson

Pour 4 personnes
4 kakis bien mûrs
100 g de fromage blanc à 0 % de matières grasses
15 cl de crème fraîche allégée à 4 % de matières grasses
2 cuillerées à soupe bombées d'aspartame
2 blancs d'œufs
1 demi-cuillerée à café de vanille en poudre.

Pelez les kakis bien mûrs et passez-les au mixeur avec le fromage blanc. Fouettez la crème fraîche avec l'aspartame. Montez les blancs d'œufs en neige.
Mélangez intimement les trois préparations, répartissez cette mousse dans des coupes et réservez au moins 2 heures au frais. Saupoudrez de vanille en poudre et servez.

Apports nutritionnels pour 1 portion

Énergie : 120 kcal
Protides : 5 g
Lipides : 2 g
Glucides : 20 g

Petites crèmes brûlées au gingembre et à la vanille

Préparation : 10 minutes
Cuisson : 50 minutes

Pour 4 personnes

4 jaunes d'œufs
60 cl de crème liquide allégée
4 cuillerées à soupe d'aspartame résistant à la cuisson
1 cuillerée à soupe de racine de gingembre râpée
1 cuillerée à soupe d'extrait naturel de vanille
1 cuillerée à café de sucre roux

Préchauffez le four à 120 °C.
Fouettez les jaunes d'œufs avec l'aspartame, le gingembre et l'extrait naturel de vanille.
Ajoutez la crème liquide sans cesser de tourner. Versez cette préparation dans 4 ramequins. Faites cuire 55 minutes au four, au bain-marie. Saupoudrez de sucre roux et faites dorer 5 minutes sous le gril du four à 200 °C. Servez aussitôt.

Apports nutritionnels pour 1 portion

Énergie : 220 kcal
Protides : 8 g
Lipides : 14 g
Glucides : 16 g

Salade de fruits d'hiver

Préparation : 20 minutes
Cuisson : 5 minutes

Pour 4 personnes
4 clémentines
2 kiwis
4 litchis
5 g de beurre
Le jus de 1 demi-orange
20 feuilles de menthe environ

Pelez les clémentines et détaillez-les en quartiers. Pelez les kiwis, puis coupez-les en quartiers. Pelez et dénoyautez les litchis, puis découpez-les en morceaux.
Faites fondre le beurre dans un wok pour y faire sauter les fruits pendant 3 minutes, avec le jus d'orange et 10 feuilles de menthe. Répartissez-les dans des coupes, décorez des feuilles de menthe restantes et servez aussitôt.

Apports nutritionnels pour 1 portion

Énergie : 100 kcal
Protides : 2 g
Lipides : 1 g
Glucides : 22 g

Boissons, smoothies et cocktails

Smoothie poire/chocolat

Préparation : 5 minutes
Pas de cuisson

Pour 1 smoothie

1 poire très mûre
1 cuillerée à soupe de cacao en poudre non sucré
1 cuillerée à soupe d'aspartame
1 yaourt bulgare à 0 % de matières grasses

Pelez la poire et épépinez-la. Placez tous les ingrédients dans le bol du mixeur. Mixez jusqu'à ce que la préparation devienne mousseuse, ajoutez de la glace pilée. Servez avec une paille.

Apports nutritionnels pour 1 portion

Énergie : 175 kcal
Protides : 8 g
Lipides : 2 g
Glucides : 32 g

Délice kiwi/pomme

Préparation : 5 minutes
Pas de cuisson

Pour 1 smoothie

1 pomme bien mûre
1 kiwi bien mûr
1 cuillerée à soupe d'aspartame
1 pointe de cannelle
12,5 cl de lait de soja nature

Pelez la pomme et le kiwi, placez-les dans le bol du mixeur avec les autres ingrédients et mixez 1 minute. Ajoutez de la glace pilée, versez la préparation dans 1 verre, décorez de 1 rondelle de kiwi et servez.

Apports nutritionnels pour 1 portion

Énergie : 192 kcal
Protides : 6 g
Lipides : 4 g
Glucides : 33 g

Sandwichs et en-cas

Sandwich nordique

Préparation : 10 minutes
Pas de cuisson

Pour 1 sandwich

2 tranches de pain nordique
1 tranche de saumon fumé
Quelques feuilles d'endive
1 cuillerée à soupe de fromage blanc à 0 % de matières grasses
1 cuillerée à café de moutarde
1 branche d'aneth
Quelques gouttes de citron

Dans une jatte, mélangez le fromage blanc, la moutarde, l'aneth lavé et ciselé et le citron. Tartinez les tranches de pain de cette préparation. Disposez quelques feuilles d'endive sur 1 tranche, couvrez avec le saumon, ajoutez le reste d'endive et fermez le sandwich. Dégustez aussitôt.

Apports nutritionnels pour 1 portion

Énergie : 360 kcal
Protides : 25 g
Lipides : 8 g
Glucides : 49 g

Sandwich à la raclette

Préparation : 5 minutes
Cuisson : 5 minutes

Pour 1 sandwich

2 tranches de pain de seigle
1 tranche de raclette allégée
1 feuille de laitue
4 lamelles de pomme
Poivre

Préchauffez le four à 160 °C, en position gril. Faites gratiner le fromage sur 1 tranche de pain. Hors du four, ajoutez la feuille de laitue, les lamelles de pomme et un peu de poivre. Refermez le sandwich et dégustez.

Apports nutritionnels pour 1 portion

Énergie : 360 kcal
Protides : 15 g
Lipides : 10 g
Glucides : 55 g

Recettes d'été

Tapas et amuse-gueule

Dés de betteraves à l'estragon

Préparation : 10 minutes
Pas de cuisson

Pour 4 personnes

2 betteraves cuites
1 petite boîte de maïs
1 gousse d'ail
1 branche d'estragon
1 branche de persil
1 demi-cuillerée à café de moutarde à l'ancienne
1 cuillerée à soupe de vinaigre balsamique
1 cuillerée à café d'huile de colza
Sel, poivre

Découpez les betteraves en dés. Rincez et égouttez le maïs. Pelez et écrasez l'ail. Ciselez l'estragon et le persil.
Dans un saladier, mélangez la moutarde, l'huile et le vinaigre avec un peu de sel et de poivre. Ajoutez les autres ingrédients, mélangez et servez avec des piques.

Apports nutritionnels pour 1 portion

Énergie : 66 kcal
Protides : 2 g
Lipides : 2 g
Glucides : 10,5 g

Melon aux lamelles de pêche

Préparation : 10 minutes
Pas de cuisson

Pour 4 personnes

1 petit melon
1 pêche abricot
1 tranche de jambon de montagne dégraissé
Le jus de 1 citron
1 pincée de gingembre en poudre

Prélevez la chair du melon avec une cuiller boule. Pelez la pêche, dénoyautez-la et découpez-la en lamelles.
Découpez le jambon en carrés. Placez le tout dans un saladier, arrosez de jus de citron, ajoutez le gingembre et remuez bien. Enfilez sur des piques 1 morceau de melon, 1 lamelle de pêche et 1 carré de jambon. Servez.

Apports nutritionnels pour 1 portion

Énergie : 85 kcal
Protides : 4,5 g
Lipides : 1,5 g
Glucides : 13 g

SALADES ET ENTRÉES FROIDES

Salade de haricots verts à la feta

Préparation : 15 minutes
Pas de cuisson

Pour 4 personnes
600 g de haricots verts cuits al dente
125 g de feta allégée
8 noix
1 petit bouquet de basilic
1 petit bouquet de persil

Pour la sauce
1 cuillerée à soupe d'huile d'olive
1 cuillerée à soupe d'huile de colza
1 cuillerée à soupe d'huile de noix
1 cuillerée à soupe de vinaigre de cidre
Sel, poivre

Mettez les haricots dans un saladier.
Découpez la feta en dés. Lavez et ciselez le basilic et le persil. Faites griller à sec les noix concassées grossièrement dans une poêle antiadhésive.
Ajoutez tous ces ingrédients dans le saladier.
La sauce. Dans un bol, mélangez l'huile d'olive, l'huile de colza, l'huile de noix et le vinaigre de cidre. Salez et poivrez. Mélangez. Versez la sauce sur les haricots, mélangez et servez sans attendre.

Apports nutritionnels pour 1 portion
Énergie : 195 kcal
Protides : 9,5 g
Lipides : 15 g
Glucides : 5,5 g

Salade de champignons de Paris au poivron et à la menthe

Préparation : 15 minutes
Cuisson : 5 minutes

Pour 4 personnes
600 g de champignons de Paris frais
1 demi-poivron rouge
10 feuilles de menthe
1 cuillerée à café d'huile d'olive

Pour la vinaigrette
1 cuillerée à soupe d'huile d'olive
2 cuillerées à soupe d'huile de colza
1 cuillerée à soupe de vinaigre de framboise
1 demi-cuillerée à café de curcuma
Sel, poivre

Nettoyez les champignons et jetez le bout terreux. Essuyez-les bien avant de les détailler en lamelles.
Lavez et épépinez le poivron, coupez-le en lanières. Faites-le sauter dans une poêle à l'huile d'olive. Laissez refroidir.
Lavez la menthe, essuyez-la soigneusement et hachez-la.
Placez tous les ingrédients dans un saladier et remuez délicatement.
La vinaigrette. Dans une jatte, mélangez les huiles, le vinaigre et le curcuma. Salez et poivrez.
Versez sur la salade, remuez et servez sans attendre.

Apports nutritionnels pour 1 portion

Énergie : 140 kcal
Protides : 3,5 g
Lipides : 13 g
Glucides : 2,5 g

Salade de pâtes aux tomates et au parmesan

Préparation : 10 minutes
Pas de cuisson

Pour 4 personnes
200 g de tortellinis cuits
4 tomates bien mûres
1 cuillerée à soupe de parmesan allégé
10 brins de ciboulette
10 feuilles de basilic

Pour la sauce
3 cuillerées à soupe d'huile d'olive ou de colza
Le jus de 1 demi-citron
Sel, poivre

Pelez les tomates et découpez-les en dés. Placez-les dans un saladier avec les tortellinis, le parmesan râpé, la ciboulette et le basilic ciselés. Mélangez bien.
La sauce. Mélangez l'huile avec le jus de citron, salez et poivrez, remuez.
Versez cette sauce sur la salade. Servez sans attendre.

Apports nutritionnels pour 1 portion

Énergie : 175 kcal
Protides : 4 g
Lipides : 10 g
Glucides : 17 g

Entrées chaudes, quiches, cakes

Tarte à la tomate et à la courgette

Préparation : 10 minutes
Cuisson : 55 minutes

Pour 6 personnes

1 rouleau de pâte à tarte
1 grande boîte de tomates pelées et concassées
2 courgettes
1 oignon
70 g de comté allégé
1 bouquet de persil
1 cuillerée à café de paprika
1 cuillerée à soupe d'huile d'olive
Sel, poivre

Pelez et hachez l'oignon. Pelez les courgettes et détaillez-les en rondelles. Lavez, essuyez et hachez le persil.
Préchauffez le four à 180 °C.
Faites chauffer l'huile d'olive dans une poêle pour y faire revenir l'oignon jusqu'à ce qu'il devienne transparent. Ajoutez les courgettes (et un peu d'huile d'olive si nécessaire). Laissez cuire 15 minutes avant de verser les tomates concassées sans leur jus. Remuez et poursuivez la cuisson 10 minutes.
Hors du feu, ajoutez le persil et le paprika, salez et poivrez. Déroulez la pâte et mettez-la dans un moule à tarte. Versez la préparation aux tomates sur ce fond de tarte. Saupoudrez de comté allégé et faites cuire 30 minutes au four.

Apports nutritionnels pour 1 portion

Énergie : 285 kcal
Protides : 9,5 g
Lipides : 18 g
Glucides : 21 g

Cake aux poireaux et au saumon

Préparation : 20 minutes
Cuisson : 52 minutes

Pour 6 personnes

2 blancs de poireaux
200 g de saumon
3 œufs
50 g de gruyère allégé râpé
200 g de farine de blé
1 demi-sachet de levure chimique
10 cl de lait écrémé
2 cuillerées à soupe d'huile d'olive
1 cuillerée à soupe de fenouil ciselé (frais ou déshydraté)
Sel, poivre

Faites cuire le saumon à la vapeur.
Découpez les blancs de poireaux en rondelles et faites-les suer dans une poêle, à l'huile d'olive.
Dans une jatte, battez les œufs avec le lait et le fenouil. Salez et poivrez. Incorporez progressivement la farine et la levure en veillant à ne pas faire de grumeaux, puis ajoutez le gruyère râpé, le saumon émietté et les poireaux.
Versez la préparation dans un moule à cake antiadhésif. Enfournez pour 40 minutes.

Apports nutritionnels pour 1 portion

Énergie : 270 kcal
Protides : 18 g
Lipides : 10 g
Glucides : 27 g

Soupes, potages et veloutés

Potage glacé au concombre et à la nectarine

Préparation : 5 minutes
Réfrigération : 1 heure
Pas de cuisson

Pour 4 personnes

2 concombres
1 nectarine
2 yaourts bulgares à 0 % de matières grasses
1 petit bouquet de coriandre
1 cuillerée à soupe de miel liquide
Sel, poivre.

Pelez les concombres et tronçonnez-les grossièrement.
Lavez, essuyez et ciselez la coriandre.
Placez tous les ingrédients sauf la nectarine dans le bol du mixeur. Mixez 1 minute. Versez dans un saladier, placez au frais 1 heure au moins.
Avant de servir, pelez et dénoyautez la nectarine. Détaillez-la en fines lamelles. Servez le potage décoré de feuilles de coriandre et de lamelles de nectarine.

Apports nutritionnels pour 1 portion

Énergie : 90 kcal
Protides : 4,5 g
Lipides : 0,2 g
Glucides : 17 g

Potage froid au basilic

Préparation : 15 minutes
Cuisson : 20 minutes
Réfrigération : 1 heure

Pour 4 personnes

2 courgettes
2 aubergines
2 gousses d'ail
1 tomate bien mûre
100 g de petits pois cuits
1 beau bouquet de basilic
1 litre d'eau ou de bouillon de légumes
1 cuillerée à soupe d'huile d'olive
Sel, poivre

Pelez les courgettes et les aubergines. Pelez et écrasez l'ail. Placez les courgettes, les aubergines et l'ail dans une casserole avec le bouillon. Poivrez, salez peu. Faites cuire 20 minutes.
Quand les légumes sont cuits, mixez-les avec le basilic lavé et essuyé (gardez quelques feuilles pour décorer). Goûtez pour rectifier l'assaisonnement.
Versez la soupe tiède dans un saladier et réservez au frais 1 heure au moins. Pendant ce temps, découpez la tomate en petits dés. Décorez le potage froid de petits pois, de feuilles de basilic, de dés de tomate et d'un filet d'huile d'olive. Servez.

Apports nutritionnels pour 1 portion

Énergie : 105 kcal
Protides : 5,5 g
Lipides : 4 g
Glucides : 12 g

Soupe glacée à la tomate

Préparation : 10 minutes
Réfrigération : 1 heure
Pas de cuisson

Pour 4 personnes

4 belles tomates bien mûres
20 cl de jus de tomate
15 cl de crème fraîche à 4 % de matières grasses
5 gouttes de Tabasco
15 feuilles de marjolaine
Sel, poivre

Pelez les tomates et détaillez-les en gros morceaux. Placez-les dans le bol du mixeur avec les autres ingrédients (réservez 5 feuilles de marjolaine pour la décoration). Mixez 1 minute. Placez au frais 1 heure au moins.
Avant de servir, ajoutez quelques cuillerées à soupe de glace pilée. Décorez de feuilles de marjolaine et servez.

Apports nutritionnels pour 1 portion

Énergie : 65 kcal
Protides : 2,5 g
Lipides : 2 g
Glucides : 8,5 g

Plats uniques et végétariens

Gratin de courgettes aux dés de tomate

Préparation : 30 minutes Cuisson : 40 minutes

Pour 4 personnes

4 courgettes moyennes
1 tomate
2 oignons
1 steak haché à 5 % de matières grasses
50 g d'ossau-iraty râpé
1 cuillerée à soupe d'ail en poudre
3 cuillerées à soupe de concentré de tomates
3 cuillerées à soupe d'huile d'olive
Sel, poivre

Lavez les courgettes et découpez-les en rondelles sans les peler. Pelez et hachez les oignons.

Coupez la tomate en dés et mettez-la dans un bol avec le concentré de tomates et 25 cl d'eau. Mélangez bien.

Écrasez le steak haché à la fourchette.

Dans une poêle, versez 1 cuillerée à soupe d'huile d'olive pour y faire revenir les courgettes 10 minutes en remuant fréquemment. Salez et poivrez légèrement. Quand elles sont tendres, sortez-les de la poêle et gardez-les au chaud dans un saladier.

Ajoutez 1 autre cuillerée d'huile dans la poêle et faites revenir les oignons pendant 5 minutes, en remuant constamment. Salez et poivrez. Mélangez les oignons avec les courgettes.

Dans la même poêle, faites chauffer le reste d'huile et laissez brunir la viande hachée pendant 3 minutes, sans cesser de mélanger. Ajoutez l'ail en poudre et prolongez la cuisson 2 minutes.

Placez la viande avec les légumes. Ajoutez le mélange à la tomate, puis étalez le tout dans un plat à gratin. Lissez la surface avec une spatule, saupoudrez de fromage râpé et enfournez pour 20 minutes. Servez bien chaud.

Apports nutritionnels pour 1 portion

Énergie : 195 kcal
Protides : 11,5 g
Lipides : 11 g
Glucides : 13 g

Gratin de pommes de terre aux épinards

Préparation : 20 minutes
Cuisson : 55 minutes

Pour 4 à 6 personnes

1 kg de pommes de terre à chair ferme
200 g d'épinards frais
200 g de dés de jambon
50 g de chapelure
50 cl de lait écrémé
1 beau bouquet de persil
1 oignon
2 gousses d'ail
1 cuillerée à café de noix de muscade râpée
1 cuillerée à soupe d'huile d'olive
Sel, poivre

Préchauffez le four à 160 °C.
Pelez les pommes de terre et faites-les cuire à la vapeur dans un autocuiseur, en comptant 15 minutes à partir de la rotation de la soupape. Détaillez-les en rondelles.
Faites chauffer l'huile dans une poêle et laissez fondre l'oignon pendant 5 minutes en remuant constamment. Ajoutez les épinards lavés et essorés, laissez-les suer à feu moyen puis incorporez l'ail pelé et écrasé, le persil ciselé et les dés de jambon. Prolongez la cuisson 5 minutes. Salez et poivrez.
Disposez les pommes de terre dans un plat à gratin. Saupoudrez de noix de muscade râpée. Versez le contenu de la poêle pardessus. Ajoutez le lait et saupoudrez de chapelure. Enfournez pour 30 minutes.

Apports nutritionnels pour 1 portion

Énergie : 335 kcal
Protides : 18,5 g
Lipides : 7 g
Glucides : 50 g

Semoule de blé aux dés de dinde

Préparation : 20 minutes
Cuisson : 15 minutes

Pour 4 personnes

400 g de chou-fleur cuit al dente
160 g de semoule de blé
125 g de blanc de dinde
1 oignon
1 cuillerée à café de cumin en poudre
1 demi-cuillerée à café de gingembre en poudre
1 cuillerée à soupe d'huile d'olive
Sel, poivre

Découpez la viande en dés. Tranchez le chou-fleur en lamelles. Pelez et hachez l'oignon.
Faites chauffer 20 cl d'eau avec 1 pincée de sel. Disposez la semoule dans une grande jatte.
Pendant que l'eau chauffe, faites chauffer l'huile dans une poêle pour y faire revenir la viande à feu vif en remuant sans cesse. Ajoutez l'oignon, le cumin, le gingembre, salez et poivrez. Laissez cuire 5 minutes. Ajoutez le chou-fleur en fin de cuisson et remuez délicatement.
Quand l'eau est chaude, versez-la sur la semoule. Laissez gonfler 5 minutes. Séparez les grains avec une fourchette. Ajoutez le contenu de la poêle et mélangez bien. Rectifiez l'assaisonnement. Servez sans attendre.

Apports nutritionnels pour 1 portion

Énergie : 235 kcal
Protides : 14,5 g
Lipides : 5 g
Glucides : 32,5 g

VIANDES

Curry de bœuf aux pêches

Préparation : 15 minutes
Cuisson : 27 minutes

Pour 4 personnes

600 g de bœuf bien tendre et bien maigre (jarret, macreuse, paleron...)
2 pêches
1 échalote
1 gousse d'ail
25 cl de bouillon de légumes
1 yaourt bulgare à 0 % de matières grasses
3 cuillerées à soupe de curry en poudre
2 gousses de cardamome
1 cuillerée à soupe d'huile d'arachide
Sel, poivre

Pelez les pêches, dénoyautez-les et détaillez-les en lamelles. Découpez la viande en dés. Pelez et hachez l'échalote, pelez et écrasez l'ail.
Versez l'huile d'arachide dans une cocotte et faites-y suer l'échalote pendant 5 minutes. En fin de cuisson, ajoutez l'ail, les graines de cardamome et le curry en poudre. Laissez cuire encore 2 minutes sans cesser de remuer.
Faites ensuite dorer la viande dans ce mélange pendant 5 minutes pour qu'elle se colore sur toutes les faces. Baissez le feu, mouillez avec le bouillon de légumes et faites mijoter 10 minutes. Ajoutez les lamelles de pêches et le yaourt, laissez chauffer encore 5 minutes. Servez avec les céréales de votre choix.

Apports nutritionnels pour 1 portion

Énergie : 285 kcal
Protides : 32 g
Lipides : 13,5 g
Glucides : 9 g

Poulet à l'ananas et au poivron

Préparation : 10 minutes
Cuisson : 18 minutes

Pour 4 personnes

500 g de blancs de poulet
1 poivron rouge
1 oignon
2 gousses d'ail
5 rondelles d'ananas frais
1 cuillerée à café de curcuma en poudre
1 cuillerée à soupe d'huile d'arachide
15 cl de lait de coco
Sel, poivre

Découpez les blancs de poulet en dés. Lavez et épépinez le poivron, détaillez-le en carrés. Pelez l'oignon et hachez-le. Faites-le revenir à l'huile d'arachide dans une cocotte, jusqu'à ce qu'il devienne transparent. Ajoutez les dés de poulet puis, quand ils sont bien dorés, le poivron et l'ail pelé et haché. Remuez 5 minutes et baissez le feu.
Versez le lait de coco et le curcuma. Salez et poivrez. Remuez bien. Laissez cuire encore 5 minutes à feu doux. Servez sans attendre.

Apports nutritionnels pour 1 portion

Énergie : 325 kcal
Protides : 30 g
Lipides : 16,5 g
Glucides : 13 g

Porc aux courgettes

Préparation : 15 minutes
Cuisson : 48 minutes

Pour 4 personnes

600 g de viande de porc maigre désossée
3 courgettes
1 oignon
1 cuillerée à soupe de farine de blé
15 cl de bouillon de légumes
15 cl de concentré de tomates
15 cl de jus de tomate
1 bouquet de basilic
1 cuillerée à soupe d'huile d'olive
Sel, poivre

Découpez la viande en dés. Pelez et hachez l'oignon. Pelez les courgettes et coupez-les en tranches. Lavez, essuyez et ciselez le basilic.

Dans une cocotte, faites dorer le porc 5 minutes à l'huile d'olive. Ajoutez l'oignon. Remuez. Saupoudrez de farine et faites cuire 3 minutes sans cesser de remuer. Incorporez les courgettes. Mouillez au bouillon de légumes, ajoutez le concentré de tomates et le jus de tomate, ainsi que le basilic. Salez et poivrez. Remuez et baissez le feu. Faites cuire 40 minutes à feu très doux.

Apports nutritionnels pour 1 portion

Énergie : 340 kcal
Protides : 38,5 g
Lipides : 9 g
Glucides : 27 g

POISSONS, COQUILLAGES ET CRUSTACÉS

Dés de saumon aux aubergines

Préparation : 15 minutes
Cuisson : 25 minutes

Pour 4 personnes

600 g de saumon frais sans arêtes
1 échalote
1 gousse d'ail
15 cl de vin blanc sec
2 belles aubergines
1 bouquet de ciboulette
2 cuillerées à soupe d'huile d'olive
Sel, poivre

Pelez les aubergines, détaillez-les en rondelles. Pelez et hachez l'échalote, pelez et écrasez l'ail.
Dans une cocotte, versez 1 cuillerée à soupe d'huile d'olive. Faites-y fondre les aubergines pendant 20 minutes. Pendant ce temps, découpez le saumon en gros cubes, faites-les revenir dans une autre cocotte à l'huile d'olive, mouillez au vin blanc, salez et poivrez, ajoutez l'échalote écrasée et l'ail haché, faites cuire à feu très doux 10 minutes environ.
Quand elles sont cuites, ajoutez les aubergines au contenu de la seconde cocotte. Remuez. Rectifiez l'assaisonnement si nécessaire. Faites cuire 5 minutes. Dressez sur un plat de service, parsemez de ciboulette et servez bien chaud.

Apports nutritionnels pour 1 portion

Énergie : 375 kcal
Protides : 31 g
Lipides : 25,5 g
Glucides : 5,5 g

Colin au gingembre

Préparation : 10 minutes
Cuisson : 25 minutes

Pour 4 personnes

600 g de colin
1 cuillerée à café de racine de gingembre râpée
2 cuillerées à café de paprika
1 gousse d'ail
1 demi-cuillerée à café de piment de Cayenne
20 cl de vin blanc sec
1 cuillerée à soupe d'huile d'arachide
Sel, poivre

Pelez et hachez l'ail. Détaillez le colin en dés. Dans une cocotte, faites revenir l'ail, le gingembre et le paprika à l'huile d'arachide. Ajoutez les dés de colin. Salez et poivrez, arrosez de vin blanc, ajoutez le piment de Cayenne et laissez mijoter pendant 20 minutes. Dressez sur un plat. Saupoudrez de 1 pincée de gingembre frais. Servez avec une ratatouille.

Apports nutritionnels pour 1 portion

Énergie : 135 kcal
Protides : 24 g
Lipides : 3,5 g
Glucides : 1,5 g

Mérou mariné au cognac

Préparation : 15 minutes
Cuisson : 25 minutes
Marinade : 1 heure

Pour 4 personnes

500 g de mérou
1 grande boîte de tomates pelées et concassées
2 cuillerées à soupe de cognac
2 cuillerées à soupe de vinaigre balsamique
1 cuillerée à soupe d'origan
1 cuillerée à soupe d'huile d'arachide
Sel, poivre

Découpez le mérou en dés. Placez-les dans une jatte. Versez le cognac, le vinaigre balsamique, ajoutez l'origan, salez, poivrez légèrement. Remuez bien. Laissez mariner au frais 1 heure.
Après ce temps, versez l'huile dans une cocotte. Quand elle commence à fumer, jetez les dés de mérou dedans. Remuez délicatement et faites cuire sur toutes les faces à feu moyen pendant 5 minutes. Baissez le feu. Ajoutez les tomates. Faites mijoter 20 minutes à feu doux, placez dans un plat de service, saupoudrez d'origan et servez.

Apports nutritionnels pour 1 portion

Énergie : 180 kcal
Protides : 24 g
Lipides : 8 g
Glucides : 3 g

Accompagnements

Ratatouille à la feta

Préparation : 20 minutes
Cuisson : 20 minutes

Pour 4 personnes

3 courgettes
3 aubergines
3 tomates
1 oignon
2 gousses d'ail
75 g de feta allégée
1 cuillerée à soupe d'huile d'olive
1 branche de thym
Quelques feuilles de laurier
1 petit bouquet de basilic
Sel, poivre

Pelez les aubergines et les courgettes. Détaillez-les en rondelles. Lavez les tomates, découpez-les en dés. Pelez et hachez l'oignon. Pelez et écrasez l'ail. Écrasez la feta à la fourchette.
Faites chauffer l'huile d'olive dans une cocotte. Faites-y suer l'oignon pendant 3 minutes, puis jetez-y les feuilles de laurier, la branche de thym, les légumes et l'ail. Faites cuire à feu vif en remuant pendant 5 minutes, salez et poivrez. Baissez le feu et faites cuire encore 15 minutes à couvert. Ajoutez le basilic et la feta en fin de cuisson. Ôtez le laurier et le thym. Rectifiez l'assaisonnement si nécessaire, dressez dans un plat, saupoudrez de basilic et servez.

Apports nutritionnels pour 1 portion

Énergie : 170 kcal
Protides : 11 g
Lipides : 6 g
Glucides : 18,5 g

Duo de haricots aux petits pois sautés à l'ail

Préparation : 5 minutes
Cuisson : 6 minutes

Pour 4 personnes

400 g de haricots verts cuits al dente
100 g de haricots secs cuits
100 g de petits pois cuits
3 gousses d'ail
1 bouquet de ciboulette
1 pincée de gingembre
1 cuillerée à soupe d'huile d'olive
Sel, poivre

Lavez et ciselez la ciboulette. Pelez et écrasez l'ail.
Faites chauffer l'huile dans un faitout. Jetez-y les petits pois, puis l'ail, le gingembre et la ciboulette. Faites cuire 3 minutes. Ajoutez les haricots secs cuits, puis les haricots verts. Salez et poivrez. Remuez délicatement. Prolongez la cuisson 3 minutes. Dressez dans un plat. Saupoudrez de persil haché. Servez.

Apports nutritionnels pour 1 portion

Énergie : 95 kcal
Protides : 5 g
Lipides : 3,5 g
Glucides : 11,5 g

Tagliatelles à la marjolaine

Préparation : 10 minutes
Cuisson : 15 minutes

Pour 4 personnes

500 g de tagliatelles
1 petit bouquet de marjolaine
2 tomates bien mûres
2 gousses d'ail
1 cuillerée à café d'huile d'olive
1 cuillerée à soupe de jus de citron
1 pincée de cumin
2 cuillerées à soupe d'huile d'olive
Sel, poivre

Dans une casserole, faites chauffer une grande quantité d'eau salée. Versez-y 1 cuillerée à soupe d'huile d'olive et 1 pincée de sel. Quand l'eau bout, ajoutez les tagliatelles, et laissez cuire le temps indiqué sur le paquet à partir de la reprise de l'ébullition.
Rincez la marjolaine, essuyez-la soigneusement, réservez quelques feuilles pour la décoration, ciselez le reste.
Pelez et hachez l'ail, détaillez les tomates lavées en petits cubes. Versez l'huile d'olive dans une poêle. Quand elle est chaude, jetez-y l'ail et les cubes de tomates, le cumin, la marjolaine et le jus de citron, salez et poivrez. Faites cuire 4 minutes. Pendant ce temps, égouttez les pâtes et placez-les dans un saladier. Ajoutez le contenu de la poêle et mélangez bien. Décorez de feuilles de marjolaine et servez.

Apports nutritionnels pour 1 portion

Énergie : 505 kcal
Protides : 16,5 g
Lipides : 7,5 g
Glucides : 90 g

Œufs

Omelette au concombre

Préparation : 10 minutes
Cuisson : 10 minutes

Pour 4 personnes

8 œufs
1 petit concombre
1 cuillerée à soupe de crème fraîche à 4 % de matières grasses
1 bouquet de ciboulette
1 cuillerée à soupe d'huile d'olive
Sel, poivre

Lavez, essuyez et ciselez la ciboulette. Pelez le concombre, détaillez-le en dés. Battez les œufs dans une jatte avec la ciboulette, la crème fraîche, du sel et du poivre.
Faites chauffer l'huile dans une poêle. Jetez-y les dés de concombre, faites cuire sans cesser de remuer pendant 1 minute. Ajoutez le contenu de la jatte. Faites cuire à votre convenance (environ 8 à 10 minutes). Servez.

Apports nutritionnels pour 1 portion

Énergie : 225 kcal
Protides : 16 g
Lipides : 16,5 g
Glucides : 2,5 g

Œufs cocotte aux épinards frais

Préparation : 5 minutes
Cuisson : 10 minutes

Pour 4 personnes

4 œufs
4 cuillerées à soupe de crème fraîche allégée
Quelques pousses d'épinards
4 cuillerées à soupe de gruyère allégé
1 bouquet de ciboulette
Sel, poivre

Préchauffez le four à 160 °C.
Lavez les pousses d'épinards. Séchez-les, prélevez environ 4 à 5 feuilles pour chaque ramequin. Lavez, essuyez et ciselez la ciboulette.
Cassez chaque œuf dans un ramequin. Ajoutez la crème fraîche, les épinards, le gruyère allégé, la ciboulette, salez et poivrez.
Faites cuire au bain-marie 10 minutes.

Apports nutritionnels pour 1 portion

Énergie : 160 kcal
Protides : 11,5 g
Lipides : 12 g
Glucides : 2 g

Œufs brouillés au fenouil et au saumon fumé

Préparation : 5 minutes
Cuisson : 16 minutes

Pour 4 personnes

8 œufs
2 bulbes de fenouil
1 cuillerée à café de fenouil en poudre
1 branche d'aneth
50 g de saumon fumé
1 cuillerée à soupe d'huile d'olive
Sel, poivre

Faites cuire les bulbes de fenouil à la vapeur dans un autocuiseur, en comptant 7 minutes à partir de la rotation de la soupape (ils doivent rester un peu fermes).
Détaillez-les en dés. Découpez le saumon fumé en lanières. Ciselez l'aneth.
Faites chauffer l'huile dans une poêle pour y faire revenir les dés de fenouil et le fenouil en poudre pendant 2 minutes. Cassez les œufs dans la poêle, ajoutez l'aneth et le saumon. Brouillez les œufs. Faites cuire à votre convenance (environ 7 minutes).

Apports nutritionnels pour 1 portion

Énergie : 245 kcal
Protides : 20 g
Lipides : 17,5 g
Glucides : 2,5 g

Desserts et douceurs sucrées

Compote de fruits rouges à l'orange

Préparation : 10 minutes
Cuisson : 25 minutes
Réfrigération : 1 heure

Pour 4 personnes
250 g de framboises
250 g de fraises
250 g de mûres
1 cuillerée à soupe d'aspartame
1 orange
1 branche de menthe

Pressez l'orange. Portez le jus de l'orange à ébullition dans une casserole. Jetez-y les framboises, les fraises et les mûres après les avoir rincées et séchées. Faites cuire à feu doux pendant 20 minutes ou un peu plus si la préparation demeure liquide, en remuant fréquemment. Mixez avec l'aspartame jusqu'à obtention d'une purée. Versez dans des ramequins et laissez refroidir. Placez au frais 1 heure. Avant de servir, décorez de feuilles de menthe.

Apports nutritionnels pour 1 portion

Énergie : 95 kcal
Protides : 2,5 g
Lipides : 1 g
Glucides : 18 g

Sorbet de citron vert

Préparation : 1 h 20
Cuisson : 5 minutes
Placer au froid : 2 heures

Pour 4 personnes
8 citrons verts
50 cl d'eau
100 g de sucre

Prélevez les zestes de 2 citrons.
Faites fondre le sucre dans l'eau, dans une casserole, hors du feu, puis portez à ébullition. Hors du feu également, faites infuser les zestes dans ce sirop pendant 1 heure.
Pressez tous les citrons, recueillez-en le jus. Mélangez au sirop, avec l'aspartame. Versez dans une sorbetière et faites glacer pendant 2 heures.

Apports nutritionnels pour 1 portion

Énergie : 105 kcal
Protides : 0,2 g
Lipides : 0,1 g
Glucides : 25 g

Mousse menthe/chocolat

Préparation : 10 minutes
Cuisson : 5 minutes
Réfrigération : 1 heure

Pour 4 personnes

100 g de chocolat à 72 % de cacao minimum
4 blancs d'œufs
1 branche de menthe
Quelques gouttes d'arôme d'amande amère

Faites fondre le chocolat au bain-marie ou au micro-ondes. Pendant ce temps, lavez, essuyez et ciselez finement la menthe. Conservez quelques feuilles pour la décoration. Battez les blancs d'œufs en neige ferme. Mélangez tous les ingrédients délicatement à l'aide d'une cuiller en bois. Versez la préparation dans des ramequins et placez au frais 1 heure au moins. Décorez de menthe avant de servir.

Apports nutritionnels pour 1 portion

Énergie : 145 kcal
Protides : 4,5 g
Lipides : 7,5 g
Glucides : 14,5 g

Boissons, smoothies et cocktails

Jus vitaminé

Préparation : 5 minutes
Pas de cuisson

Pour 2 verres
1 part de melon
15 cl de jus de carotte sans sucre ajouté
15 cl de jus de tomate
5 cl de lait de soja nature
2 branches de fenouil

Prélevez la chair du melon à l'aide d'une cuiller à soupe (sans les pépins !). Placez tous les ingrédients dans le bol du mixeur à l'exception du fenouil et mixez 1 minute. Ajoutez un peu d'eau si la préparation est trop épaisse. Versez dans 2 grands verres. Décorez de branches de fenouil et servez.

Apports nutritionnels pour 1 portion

Énergie : 105 kcal
Protides : 3 g
Lipides : 1 g
Glucides : 21 g

Pink délice

Préparation : 5 minutes
Pas de cuisson

Pour 2 smoothies

250 g de fraises
15 cl de jus de framboise sans sucre ajouté (on en trouve dans certains supermarchés, dans les magasins bio... on peut même utiliser les jus de fruits pour bébés)
15 cl de crème fraîche allégée à 4 % de matières grasses
2 grappes de myrtilles

Lavez et équeutez les fraises. Placez-les dans le bol du mixeur avec les autres ingrédients sauf les myrtilles.
Mixez 1 minute. Versez dans des verres réfrigérés et décorez chaque boisson d'une grappe de myrtilles.

Apports nutritionnels pour 1 portion

Énergie : 135 kcal
Protides : 3 g
Lipides : 4,5 g
Glucides : 20 g

Smoothie pastèque/pêche

Préparation : 5 minutes
Pas de cuisson

Pour 2 smoothies

100 g de pastèque bien mûre
1 pêche abricot bien mûre
20 cl de jus d'abricot sans sucre ajouté
1 yaourt bulgare à 0 % de matières grasses
1 cuillerée à café d'aspartame
4 cuillerées à soupe de glace pilée

Placez tous les ingrédients dans le bol du mixeur. Mixez 1 minute. Rajoutez un peu de jus d'abricot ou d'eau si la préparation vous semble trop épaisse. Versez dans 2 verres, ajoutez la glace pilée, garnissez de 2 pailles et régalez-vous.

Apports nutritionnels pour 1 portion

Énergie : 120 kcal
Protides : 4 g
Lipides : 0,2 g
Glucides : 25 g

Sandwichs et en-cas

Sandwich au thon et à la moutarde à l'ancienne

Préparation : 5 minutes
Pas de cuisson

Pour 1 sandwich

1 quart de baguette de pain complet
2 belles feuilles de laitue
3 rondelles de tomate
2 cuillerées à soupe de thon au naturel
1 cuillerée à soupe arasée de moutarde à l'ancienne
1 petit bouquet de ciboulette
Sel, poivre

Dans une jatte, mélangez la ciboulette, la moutarde à l'ancienne avec le thon, à la fourchette.
Ouvrez en deux le quart de baguette. Badigeonnez le pain de cette préparation. Ajoutez la laitue, la tomate, salez et poivrez. Refermez bien le sandwich et réservez ou régalez-vous immédiatement.

Apports nutritionnels pour 1 portion

Énergie : 335 kcal
Protides : 25 g
Lipides : 4 g
Glucides : 50 g

Sandwich au sésame

Préparation : 5 minutes
Pas de cuisson

Pour 1 sandwich

1 petit pain rond au sésame
1 cuillerée à café d'huile de sésame
Quelques feuilles d'épinards
2 cuillerées à soupe de maïs
1 tranche de blanc de dinde cuit
1 cuillerée à soupe de persil haché
Sel, poivre

Ouvrez le pain en deux. Tartinez-le d'huile de sésame. Ajoutez les feuilles d'épinards rincées et essuyées. Répartissez le maïs, le blanc de dinde détaillé en lamelles, saupoudrez de persil, salez et poivrez légèrement, refermez le sandwich, et appuyez fortement pour maintenir en place les ingrédients.

Apports nutritionnels pour 1 portion

Énergie : 370 kcal
Protides : 17,5 g
Lipides : 14,5 g
Glucides : 42 g

Table des recettes

Recettes d'automne

Recettes d'hiver

Recettes d'été

Composition réalisée par Nord Compo

Imprimé en Allemagne par GGP Media GmbH
Pour le compte des Éditions Marabout
D.L. n° 86247 – Septembre 2008
ISBN : 978-2-501-05092-0
40.8947.0/02